Intervallfasten 16 8 & Co

Abnehmen mit 2 Gläsern Rotwein am Abend

Wie du dank intermittierendes Fasten ohne Verzicht & längeres Hungern effektiv und dauerhaft 15 Kilo in 3 Monaten abnehmen kannst

FOOD & HEALTH
institute

2. Auflage

Danksagung

Wir bedanken uns bei allen Mitgliedern des Food & Health Institute.

Vor Allem jedoch bei Lilli Wirth, die mit ihrer langjährigen Erfahrung im Bereich Diäten und Ernährung dieses Projekt maßgeblich vorangetrieben. Sie war die Initiatorin für dieses Buch.

Danke Lilli!

Inhaltsverzeichnis

Vorwort

Bist du auf der Suche nach einer Ernährungsform, bei der du schnell, effektiv und langfristig abnehmen kannst, ohne dabei auf alle möglichen Lebensmittel verzichten zu müssen? Dann könnte das Intervallfasten die richtige Ernährungsweise für dich sein. Beim Intervallfasten kannst du nicht nur gesund abnehmen, es ist auch mit vielen überraschenden, ungewöhnlichen und einzigartigen Vorteilen verbunden. Dabei umgehst du etwa den JoJo-Effekt, kriegst den Stoffwechsel wieder auf Trab, sparst viel Geld und darfst dabei auch sündigen. Du wirst dabei nicht nur gut aussehen, du wirst dich auch wirklich gut fühlen und immer motiviert in den Tag starten. Klingt das zu gut, um wahr zu sein? Schau dir das Buch an und überzeuge dich selbst.

Einleitung

Intervallfasten erfreut sich in der letzten Zeit immer größerer Beliebtheit. Weil es so einfach, praktisch und effektiv ist, ist es in den letzten Jahren ins Rampenlicht gerückt. Während es vielerorts als neuer Ernährungstrend gilt, wird dabei oftmals die eigentliche Natur des Intervallfastens übersehen. Intervallfasten ist nämlich nicht einfach eine neue Ernährungsform, die sich gegen die vielen Diäten durchgesetzt hat und heute als Ernährungsweise gefeiert wird, bei der auch mal gesündigt werden darf. Es funktioniert deshalb so gut, weil es gerade die natürlichste Form der Ernährung ist, die nicht nur schon sehr lange, sondern auch überall auf der Welt praktiziert wird. Du kannst bereits jetzt sehen, dass das Intervallfasten etwas Besonderes ist. In diesem Buch erfährst du, warum das so ist.

Dieses Buch ist als umfassender Ratgeber konzipiert. Es ist in einen theoretischen und einen praktischen Teil gegliedert und es beinhaltet sieben Kapitel. Im ersten Kapitel erhältst du die wichtigsten Informationen zum Fasten allgemein und insbesondere zum Intervallfasten, damit du dich mit dem Konzept vertraut machen kannst. Hier erfährst du nicht nur, was das Intervallfasten beinhaltet, sondern auch, wie es entstanden ist und in welchen Religionen es heutzutage praktiziert wird. Das zweite Kapitel ist den wissenschaftlichen Erklärungen für das Phänomen des Intervallfastens gewidmet. Hier werden die Ergebnisse von bahnbrechenden Studien vorgestellt. Zudem wird das Intervallfasten auf einer biologischen Basis erklärt. Dabei wirst du sehen, warum das Intervallfasten so gut mit unserer inneren Uhr vereinbar ist. Im dritten Kapitel erfährst du alles über die positiven gesundheitlichen Nebeneffekte von Intervallfasten. Du wirst sehen, dass du durch Intervallfasten nicht nur langfristig abnehmen kannst, sondern deine Gesundheit in vielen Bereichen verbessern kannst.

Dies ist jedoch nicht alles; auch auf psychischer und emotionaler Ebene sind unterschiedliche positive Effekte spürbar. Im vierten Kapitel kannst du lesen, warum das Intervallfasten einzigartig ist und warum es aufgrund von seiner Natur allen anderen Ernährungsformen und Diäten überlegen ist. Dabei spielen sowohl biologische Faktoren als auch die einfache Umsetzung eine wichtige Rolle.

Mit dem fünften Kapitel beginnt der praktische Teil des Ratgebers. Hier lernst du, wie du Intervallfasten praktizieren kannst. Du erhältst eine Übersicht über die bekanntesten Arten von Intervallfasten. Hierbei werden die beiden besonders effektiven Methoden, das 16:8-Intervallfasten sowie das 5:2-Intervallfasten, vorgestellt und miteinander verglichen. Dies ermöglicht dir, die beste Variante für dich zu wählen. Zudem erhältst du Tipps, wie du den Tag beziehungsweise die Woche organisieren kannst und welche Lebensmittel und Zutaten du immer in der Küche haben solltest. Schließlich werden die beiden Methoden einander gegenübergestellt, damit du dich leichter für die passende Variante entscheiden kannst.

Weil das Intervallfasten am Anfang etwas schwierig sein kann, findest du im sechsten Kapitel viele Tipps, um die Anfangsphase leicht zu überstehen. Hier lernst du die gängigsten Fehler kennen und du erfährst, wie du diese ganz einfach umgehen kannst. Zudem siehst du, welche Nebeneffekte beim Intervallfasten auftreten können und wann du unter Umständen zumindest für eine Weile auf das Intervallfasten verzichtest solltest. Im siebten Kapitel erhältst du viele Tipps und Tricks, die dir den Alltag erheblich erleichtern werden. Hier findest du auch Essenspläne, die dir helfen werden, dein Ziel zu erreichen. So kannst du das Gelernte direkt und einfach umsetzen. Im letzten Kapitel findest du schließlich eine Reihe von leckeren Rezepten, die dir das Intervallfasten schmackhaft machen und dir den Tag versüßen werden.

Ich wünsche dir viel Spaß beim Lesen und hoffe, dass du viel Neues und Nützliches erfahren wirst.

Das Konzept des Intervallfastens

Der Begriff des Intervallfastens bezeichnet eine Ernährungsform, bei der zwischen einer festgelegten Fastenzeit und einer Zeit der normalen Nahrungsaufnahme gewechselt wird. Dabei kann das Intervallfasten entweder in kurzen Fastenzeiten von weniger als vierundzwanzig Stunden oder in längeren Fastenphasen umgesetzt werden. Beim Intervallfasten wird die tägliche Nahrungsaufnahme eingeschränkt. Fasten bietet grundsätzlich die Möglichkeit, den Körper auf eine natürliche Weise zu reinigen, damit er sich erholen kann und dadurch in der Lage ist, seine Funktionen optimal auszuführen. Dabei ist es von Bedeutung, wann gegessen wird und welche Lebensmittel konsumiert werden. Wenn du fastest, erreichst du demnach die besten Ergebnisse für den Körper und den Geist, wenn du die optimalen Zeiten für das Fasten festlegst sowie die richtigen Lebensmittel konsumierst. Viele wissenschaftliche Studien haben belegt, dass diese zwei Faktoren nicht nur beim Gewichtsverlust helfen. Sie unterstützen auch den Stoffwechsel, wirken Krankheiten entgegen und haben weitere positive Ergebnisse zur Folge. Das Intervallfasten hat auch einen geschichtlichen Hintergrund. Die Menschen fasteten bereits in der Steinzeit, während sie auf der Suche nach Nahrung waren. Dabei war das Intervallfasten für Tausende von Jahren ein integraler Bestandteil der menschlichen Natur. So ist es nicht verwunderlich, dass das Fasten auch heute seine Rolle innehat, wobei es häufig von Menschen praktiziert wird, die bestimmte gesundheitliche Beschwerden haben. Dies gilt insbesondere für Beschwerden wie Übergewicht und Diabetes. Das Fasten erfreut sich jedoch wachsender Beliebtheit und wird zunehmend als besonders effektive und gesunde Methode zum Abnehmen gesehen.

Was ist Fasten?

Um das Fasten grundsätzlich verstehen zu können, ist es am besten, dieses dem Hungern gegenüberzustellen. Während die beiden Begriffe auf den ersten Blick ähnliche oder sich überlappende Konzepte zu sein scheinen, unterscheiden sie sich in einem wichtigen Punkt, nämlich der Kontrolle. Das Hungern ist keine eigentliche Ernährungsform. Vielmehr ist es eine unfreiwillige Enthaltung von Nahrung. Die hungernde Person hat dabei keine Kontrolle über ihre Ernährung. Sie weiß weder, wann sie als nächstes essen wird, noch was das Mahl beinhalten wird. Hungern ist typisch für Zeiten von Krieg und Hungersnöten oder Hungerkatastrophen. Fasten hingegen ist der freiwillige Verzicht auf Nahrung, und zwar aus gesundheitlichen, spirituellen oder anderen Gründen.

Die fastende Person hat dabei vollkommene Kontrolle über die Nahrungsaufnahme. Dabei hat sie also Zugriff auf Nahrung, doch sie hat sich bewusst dazu entschieden, nicht zu essen. Während das Hungern also keine Kontrolle über die Nahrungsaufnahme und Enthaltung beinhaltet, beruht das Fasten auf Freiwilligkeit. Sowohl beim Fasten als auch beim Hungern erfolgt eine Gewichtsabnahme. Hier liegt der Unterschied darin, dass du beim Intervallfasten deine Kilos verlierst, ohne hungern zu müssen.

Ein weiterer Unterschied ist die Zeit, in der nicht gegessen wird. Während beim Hungern ungewiss ist, wie lange diese Perioden sein werden, wird beim Fasten gezielt ein Zeitraum für die Enthaltung festgelegt. Dies können einige Stunden, Tage, Wochen oder gar Monate sein. Dabei kann entschieden werden, wann mit dem Fasten begonnen wird und wann es unterbrochen werden soll. Das Fasten hat keine einheitliche, standardmäßige Dauer. Da es die bloße Enthaltung von Nahrung ist, fastest du im Grund genommen jedes Mal, wenn du nicht isst. So kannst du beispielsweise zwischen dem Abendessen und dem Frühstück am nächsten Morgen fasten. Dies ist ein Zeitraum von 12 Stunden, in dem du keine Nahrung zu dir nimmst. In diesem Sinn fastest du grundsätzlich täglich, auch wenn dies nur kurze Zeiträume sind. Daher kann das Fasten als etwas Alltägliches und als natürliche Ernährungsform gesehen werden.

Was ist Intervallfasten?

Das Intervallfasten ist eine besondere Form des Fastens, bei der du zwischen einer Fastenzeit und einer Zeit der gewöhnlichen Nahrungsaufnahme wechselst. Die kürzeste Form des Intervallfastens beinhaltet eine Dauer von weniger als vierundzwanzig Stunden, die etwas längere dauert über vierundzwanzig Stunden und längeres Fasten beinhaltet eine Fastenperiode von mehr als drei Tagen. Dabei kann die Länge der Fastenzeit sowie der gewöhnlichen Nahrungsaufnahme stark variieren. Es gibt mehrere Arten von Intervallfasten. Besonders bekannt ist das 16:8 Intervallfasten, wobei 16 Stunden gefastet und in einem Zeitraum von 8 Stunden gegessen wird, und das 5:2 Intervallfasten, wobei an 5 Tagen in der Woche normal gegessen und an 2 Tagen gefastet wird. Dabei lässt sich nicht pauschal sagen, welche Methode die beste ist. Vielmehr hängt es vom Organismus der einzelnen Personen und von deren Alltag, ihren Zielen und Möglichkeiten ab, welche Methode die besten Ergebnisse haben wird. Während eine Fastenart für jemanden ganz gut funktionieren kann, profitiert ein anderer vielleicht viel weniger von ihr. Manche mögen kurze Fastenzeiten, andere bevorzugen längere Fastenperioden. Hierbei wird ersichtlich, dass die Art des Intervallfastens eine persönliche Wahl ist.

Laut dem Konzept des Intervallfastens geht es darum, dass ein Gleichgewicht aufrechterhalten wird. Die Philosophie des Intervallfastens beinhaltet, dass der Körper nur zwei Zustände kennt, nämlich den Zustand der Sattheit und den Hungerzustand. Das bedeutet, dass Menschen entweder Energie speichern oder diese verbrennen. Hier kommt das Gleichgewicht ins Spiel; Wenn die Nahrungsaufnahme und die Enthaltung im Gleichgewicht sind, bleibt das Körpergewicht gleich und eine Gewichtszunahme bleibt aus. Um das Gleichgewicht zu erhalten, muss der Körper über eine längere Zeit hinweg Energie verbrennen. Dies wird mit dem Fasten erreicht. In der Zeitspanne, in der du nichts isst, verbrennst du demnach Energie. Das Intervallfasten ist also eine natürliche Art, den Körper im Gleichgewicht zu halten.

Das Intervallfasten kann unterschiedlich lange praktiziert werden. Bei kürzeren Fastenperioden wechseln sich Fasten und Nahrungsaufnahme in geringeren Abständen ab, zum Beispiel innerhalb von einem Tag. Bei längeren Fastenzeiten wird an mehreren Tagen innerhalb von einer Woche gefastet, idealerweise an zwei Tagen. Da während der Fastenzeit keine Nahrung erlaubt ist, wirst du vor allem zu Beginn des Intervallfastens oftmals hungrig sein. Es dauert ein wenig, bis sich der Körper daran gewöhnt hat, für eine längere Zeit nichts zu essen. Danach wird dir das Intervallfasten jedoch leicht fallen. Daher gilt es, die schwierige Anfangsphase zu überwinden.

Geschichte des Intervallfastens

Der menschliche Körper ist von Natur aus darauf eingestellt, zwischen Zeiten der Nahrungsaufnahme und Fastenzeiten zu wechseln. So waren es Menschen bereits im Steinzeitalter gewohnt, sich satt zu essen, wenn sie Nahrung auftreiben konnten. Wenn sie jedoch keinen Erfolg bei der Jagd hatten, gab es auch nichts zu essen. Daher hat sich der Körper bereits früh darauf eingestellt, Hungerperioden zu überstehen.

Im Altertum wurde das Intervallfasten bereits breit diskutiert. Hippokrates von Kos, der Gründer der modernen Medizin, war ein Verfechter des Fastens. Zu seinen Lebzeiten wurde Übergewicht zum ersten Mal als ernstzunehmende Erkrankung angesehen. Hippokrates empfahl Übergewichtigen eine fettreiche Ernährung mit der Einnahme gesunder Fette, wobei sie nach jeder Mahlzeit körperlich aktiv sein sollten. Zudem riet er ihnen, nur einmal täglich Nahrung zu sich zu nehmen. Demnach war das Intervallfasten bereits in der Antike als Behandlungsmöglichkeit gegen Übergewicht bekannt. Auch der altgriechische Schriftsteller Plutarch war ein bekennender Anhänger des Fastens. „Statt Medizin zu nehmen, faste heute lieber!", schrieb er. Auch die antiken griechischen Philosophen Platon und sein Schüler Aristoteles waren prominente Verfechter des Fastens. Sie glaubten an die Heilkraft der Natur und beschrieben, wie Menschen Nahrung mieden, wenn sie krank waren. Sie folgerten daraus, dass das Fasten ein natürliches Heilmittel bei diversen Krankheiten ist. Sie bezeichneten das Fasten auch als Instinkt, denn wie auch Tiere dies tun, meiden Menschen Nahrung, wenn sie krank sind.

Die antiken Griechen glaubten auch an die Wirkung des Fastens auf den Geist. Sie stellten fest, dass sie während dem Fasten Probleme und Rätsel besser lösen konnten. Ihnen zufolge können sich Menschen mit leerem Magen besser konzentrieren können. Nach einer großen Mahlzeit hat nicht nur der Körper, sondern auch der Geist keine

Energie mehr. Dadurch fühlen sich Menschen benommen und schläfrig. Diese Beobachtungen sind heute wissenschaftlich bewiesen. Nach einer größeren Mahlzeit wandert das Blut zum Verdauungssystem, um mit der großen Menge an Nahrung zurechtzukommen. Dabei bleibt weniger Blut im Gehirn, wodurch es langsamer arbeite. Als Folge davon fühlt man schläfrig und möchte sich oftmals am liebsten hinlegen. Im Gegensatz dazu ist man geistig auf der Höhe, wenn man mehrere Stunden lang nichts gegessen hat. Dies war besonders in der Steinzeit von großer Bedeutung und half Menschen, Nahrung zu finden. Wenn sie hungrig auf Jagd gingen, halfen ihnen dabei die natürlich gesteigerte Wachsamkeit und die geistige Konzentration, sich in der Natur besser zurechtzufinden und ihre Beute zu erspähen sowie diese schließlich zu fangen.

Die positiven Auswirkungen des Fastens auf den Körper und den Geist wurden in den folgenden Jahrhunderten von zahlreichen einflussreichen Persönlichkeiten bestätigt. So bezeichnete der Schweizer Arzt Paracelsus, der Begründer der modernen Toxikologie, das Fasten als bestes Heilmittel und als inneren Arzt. Im frühen 20. Jahrhundert wurde das Fasten schließlich zum ersten Mal in der medizinischen Literatur beschrieben. So wurde etwa 1915 im Artikel „Journal of Biological Chemistry“ das Fasten als vollkommen sichere, unbedenkliche und effektive Methode zum Abnehmen für Übergewichtige bezeichnet. Während in dieser Zeit im Hinblick auf Kriege, den generellen Nahrungsmangel und ansteckende Krankheiten Übergewicht eine viel geringere Rolle spielte als heute, stand deren Behandlung natürlich nicht im Vordergrund. Dadurch geriet das therapeutische Fasten trotz der mehrfach erwiesenen positiven Effekte auf den Körper und den Geist im Laufe des 20. Jahrhunderts zunehmend in den Hintergrund. Übergewicht war in dieser Zeit keine breit akzeptierte Gesundheitsproblematik.

Das koronare Herzleiden war ein größeres und allgegenwärtiges Problem, und so wurde der wissenschaftliche Fokus auf Nahrungsfette und Cholesterol gelegt. Dadurch verschwand das Fasten in den 1980er Jahren fast vollkommen von der Bildfläche. Erst in den letzten Jahren wurde es wieder stärker erforscht, wobei es durch die außerordentlichen Ergebnisse wieder an Bedeutung gewonnen hat. Heute gilt das Intervallfasten als eine sehr gesunde und effektive Methode zum Abnehmen und lässt dabei andere bewährte Methoden hinter sich.

Religiöses und spirituelles Fasten

Fasten ist in vielen Religionen ein wichtiger Bestandteil der Alltagspraxis. So fasten die griechisch-orthodoxen Christen gar an 180 bis 200 Tagen im Jahr. Der berühmte amerikanische Arzt und Ernährungsforscher Ancel Keys sah die griechische Insel Kreta als Idealbild der gesunden mediterranen Ernährung. Er übersah dabei jedoch die Tatsache, dass ein Großteil Bevölkerung der Insel der griechisch-orthodoxen Fastentradition folgte.

Heute wird die Möglichkeit in Betracht gezogen, dass die Inselbewohner nicht wegen der mediterranen Ernährung, sondern gerade wegen dem Fasten ein langes und gesundes Leben haben. Auch im Katholizismus wird traditionell vom Aschermittwoch bis Ostern gefastet. Die Fastenordnung der Katholischen Kirche beinhaltet demnach eine Fastenzeit von 40 Tagen, in denen vollkommen auf Fleisch verzichtet wird sowie Genussmittel in kleinen Mengen konsumiert werden.

Buddhistische Mönche fasten regelmäßig und praktizieren auch Intervallfasten. Sie nehmen nach dem Mittag keine Nahrung mehr zu sich und fasten bis zum nächsten Morgen. Dazu kommt, dass sie an manchen Tagen ganztags fasten und in dieser Zeit nur Wasser trinken. Sie fasten, um ihre Sehnsucht und die menschlichen Bedürfnisse zu

stillen. Das spirituelle Fasten hilft ihnen dabei, die Erleuchtung zu erreichen.
Auch im Hinduismus wird gefastet. Das Fasten findet an bestimmten Feiertagen statt, um Buße zu tun oder die Götter zu ehren. Im Hinduismus wird das Fasten ähnlich wie im Buddhismus als Methode zur Selbstbeherrschung gesehen, bei der die Sehnsüchte und Bedürfnisse kontrolliert und der Weg des Geistes zum Frieden geebnet wird. Dadurch hat das Fasten im Hinduismus ebenfalls eine spirituelle Note. Dabei wird an mehreren Tagen in der Woche sowie an bestimmten Tagen im Monat gefastet.
Im Judentum ist der Jom Kippur, auch bekannt als Versöhnungstag, der wichtigste religiöse Feiertag. An diesem heiligen Tag wird gefastet, wobei weder gegessen noch getrunken werden darf. Der Fastentag gilt als strenger Ruhetag. Entsprechend stehen die Städte in Israel an diesem Tag still. Weitaus bekannter ist aber der muslimische Fastenmonat Ramadan. Er gilt als die am besten untersuchte Fastenzeit. Jedoch unterscheidet er sich von anderen Fastenmethoden, da nicht getrunken werden darf. Im Islam hat das Fasten wie in anderen Religionen auch eine spirituelle Note, wobei die Impulskontrolle gestärkt wird und die Nähe zu Gott angestrebt wird.

Hier wird die religiöse und spirituelle Note des Fastens auf der ganzen Welt ersichtlich. Das Intervallfasten als Methode zum Abnehmen lehnt sich stark an die Praxis in verschiedenen Religionen an. Während diese die Reinigung des Geistes zum Ziel haben, hat sich dies in der Ernährung als Reinigung des Körpers durchgesetzt.

Wissenschaftliche Erklärungen für das Intervallfasten

Aufgrund der weltweiten Praktizierung von Intervallfasten ist das wissenschaftliche Interesse an dieser Ernährungsweise besonders groß. Das Intervallfasten wurde bisher in zahlreichen Studien untersucht, um einen umfassenden Überblick über die Wirkung und die gesundheitlichen Vorteile dieser Ernährung bieten zu können. Während die meisten wissenschaftlichen Experimente an Tieren durchgeführt wurden, sind die Ergebnisse dennoch vielversprechend. In Versuchen an Nagetieren und nachtaktiven Säugetieren wurden die aussagekräftigen Ergebnisse bezüglich der positiven Wirkung von Intervallfasten vielfach bestätigt.

Durch die Restriktion der Nahrungsaufnahme wird der Stoffwechsel effektiv angeregt und das Risiko für Übergewicht verkleinert sich. Die Versuchstiere hatten zudem eine höhere Lebenserwartung und das Risiko, an Diabetes zu erkranken, konnte drastisch gesenkt werden. Aus Tierversuchen gewonnene Ergebnisse lassen sich jedoch nicht pauschal auf Menschen übertragen. Dennoch konnte in wissenschaftlichen Experimenten klar nachgewiesen werden, dass Intervallfasten keine negativen Auswirkungen auf den Körper und die Psyche von gesunden, normalgewichtigen sowie übergewichtigen Personen hat. In diesem Kapitel sind die wichtigsten Studienergebnisse von Untersuchungen zusammengefasst. Zudem wird erläutert, aus welchem Grund das Intervallfasten eine derart geeignete und effektive Ernährungsform für uns darstellt. In diesem Hinblick werden der Schlaf-Wach-Rhythmus und die Darmflora beschrieben und ihr Zusammenspiel mit den Essensphasen und Fastenzeiten erklärt.

Ergebnisse von wissenschaftlichen Experimenten

Es ist sehr schwierig, Studien zu Ernährungsweisen durchzuführen. Dabei müssen sich Forscher oftmals mit Selbstberichten von Teilnehmenden begnügen. Die Versuchspersonen geben bei diesen Studien an, wann und wie viel sie essen. Dabei kommt es oftmals zur Selbstüberschätzung. Daher werden die Untersuchungen oftmals im kleinen Rahmen durchgeführt. Um größere Stichproben und aussagekräftigere Ergebnisse zu erhalten, werden oftmals Tierversuche durchgeführt, um die Effekte von Intervallfasten besser zu verstehen. Der Untersuchungsgegenstand basiert daher meist auf den Ergebnissen von Tierversuchen. So haben einige Studien darauf hingewiesen, dass das Intervallfasten nicht nur zu effektivem Gewichtsverlust führen kann, sondern auch andere positive Auswirkungen auf den Körper und den Geist haben könnte. Es konnte unter anderem nachgewiesen werden, dass das Intervallfasten beim Abnehmen hilft. In über 70% der untersuchten Fälle konnte eine Gewichtsabnahme festgestellt werden. Zudem wurde angedeutet, dass das Intervallfasten einen positiven Einfluss auf die Stoffwechselregulation hat.

Diese Ernährungsweise bringt den Stoffwechsel auf Trab, indem sie sich positiv auf den Biorhythmus und die Darmflora auswirkt sowie den Schlafrhythmus positiv beeinflusst. Es wurden auch positive Effekte von Intervallfasten auf die Insulinsensitivität sowie den Blutzucker festgestellt. Erkenntnisse zu Ernährungsweisen, die besonders positive Auswirkungen auf den menschlichen Organismus haben, sind nicht nur für abnehmwillige Menschen von Bedeutung. Die Studienergebnisse sind auch bedeutsam für Gesundheitssysteme auf der ganzen Welt. Da das Intervallfasten derartig positive Auswirkungen auf die Gesundheit hat, kann dieses im besten Fall als nichtmedikamentöse Verfahren für die Verbesserung der Gesundheit eingesetzt werden und kann vielleicht gar manche Medikamente ersetzen.

Es gibt unterschiedliche Theorien darüber, warum das Fasten positive Effekte auf den Körper und die Psyche hat. Laut Experten geraten Zellen im Körper während der Fastenzeit in Stress. Indem sie sich an diesen Stresszustand anpassen, verbessert sich ihre Fähigkeit, mit Stress umzugehen.

Diese Anpassung ermöglicht ihnen möglicherweise, Krankheiten vorzubeugen. Während Stress als ein negativer Zustand gilt, kann dieser jedoch auch mit positive Wirkungen auf den Körper und den Geist haben. Stress wird nämlich nicht nur von einem negativen Ereignis ausgelöst. So ist der Körper etwa beim Sport Stress ausgesetzt, indem er viel stärker beansprucht wird als im Ruhezustand. Beim Training werden dabei vor allem die Muskeln und das Herz-Kreislauf-System beansprucht. Dabei ist es stets wichtig, dem Körper nach der erhöhten Leistung genügend Erholung zu gönnen. Indem er sich genügend erholt, wird er durch die Bewegung und die Beanspruchung stärker. Genauso verhält es sich beim Intervallfasten: die Zellen reagieren beim Fasten ähnlich wie der Körper beim Training. Bei einer erhöhten Beanspruchung und darauf folgender Erholung wird nicht nur der Stoffwechsel nachhaltig gestärkt, auch andere positive Effekte treten auf und verändern den Körper und den Geist auf eine positive Weise. Die Beanspruchung findet dabei während der Essensphase statt, während sich die Zellen in der Fastenzeit davon erholen.

Das Intervallfasten hat auch positive Auswirkungen auf das Verhalten im Alltag. Diverse Studien haben gezeigt, dass das Intervallfasten gesündere Verhaltensweisen fördert. So wurde in einer Studie mit übergewichtigen jungen Erwachsenen nachgewiesen, dass das Erhöhen der nächtlichen Fastenzeit auf über 14 Stunden nicht nur eine geringere Energiezufuhr und geringeres Gewicht zur Folge hat, sondern auch zu verbesserter Schlafqualität führte. Zudem waren die Teilnehmer satt, als sie abends zu Bett gingen. Andere Studien konnten neue Erkenntnisse zur Energiezufuhr liefern. So konnte beim Intervallfasten ein geringerer Energieverbrauch nachgewiesen werden. Es wurde nachgewiesen, dass sich sogar nach eintägigem Fasten die Kalorienaufnahme in den nächsten drei Tagen um einen Drittel verringert. Wenn du also nur für einen Tag fastest, wirst du in den nächsten drei Tagen weniger Kalorien aufnehmen. Schließlich konnte in weiteren Studien nachgewiesen werden, dass nach dem Überspringen des Frühstücks bei der Mittagsmahlzeit nicht mehr

Nahrung aufgenommen wird als wenn gefrühstückt wurde. Dabei ist der Appetit nach dem Mittagessen nicht größer. Schließlich gibt es zahlreiche Studien, in denen das nächtliche Essen untersucht wurde.

Dabei wurde festgestellt, dass die nächtliche Nahrungsaufnahme mit verkürzter Schlafenszeit und schlechterer Schlafqualität in Zusammenhang steht. Dies kann wiederum zu einer Insulinresistenz führen, was zu Übergewicht, Diabetes, Herz-Kreislauf-Erkrankungen und gar zu Krebs führen kann. Hierbei ist insbesondere das Essen zu ungewohnten und unpassenden Zeiten wie etwa in der Nacht mit Beschwerden verbunden. Daraufhin werden auch die normalen Schlafmuster gestört.

Der biologische Rhythmus oder die innere Uhr

Der menschliche Organismus hat sich im Laufe der Zeit verändert und passt sich dabei stetig an die Umgebung an. So haben wir einen eigenen, biologischen Rhythmus entwickelt. Während nachts die Ruhephase eingeläutet wird und wir in dieser Zeit schlafen, sind wir am Tag aktiv. Der biologische Rhythmus ist auch als innere Uhr bekannt. Diese stellt sicher, dass wir unsere körperlichen Prozesse stets zur optimalen Zeit ausführen. Der richtige Zeitpunkt am Tag spielt eine wichtige Rolle für den Stoffwechsel und die Energiezufuhr.

Dieser Zeitpunkt ist auch bei der Ausschüttung von Hormonen, der Körperkoordination sowie beim Schlaf von Bedeutung. Der biologische Rhythmus sorgt dafür, dass wir uns manchmal äußerst fit und produktiv fühlen und in anderen Fällen vollkommen erschöpft sind. Die innere Uhr folgt dem 24-Stunden-Rhythmus, dem Tag-Nacht-Rhythmus. Dabei passen wir uns stark an unsere Umgebung an; Während wir durch den Tag hindurch mit Ausnahme von kurzen Phasen fit sind, werden wir mit einfallender Dunkelheit müde und unser Körper stellt sich auf die Ruhephase ein. Die innere Uhr hat dabei auch einen Einfluss auf die inneren Prozesse im Körper. So steigt am Morgen die Konzentration von Adrenalin und Kortisol und der Stoffwechsel wird angekurbelt. Auch die Herztätigkeit, die Konzentrationsfähigkeit und die Gedächtnisleistung nehmen morgens zu. Am Mittag folgt ein kurzes Tief, woraufhin die körperliche und die geistige Leistungsfähigkeit am Nachmittag erneut zunimmt.

Am Abend stellt sich der Körper auf die bevorstehende Ruhephase ein. In der Nacht regenerieren sich der Körper und das Gehirn, um am nächsten Morgen wieder einsatzbereit zu sein. Wird der biologische Rhythmus gestört, kann dies diverse Beschwerden und Erkrankungen zur Folge haben. Bezogen auf den Stoffwechsel, wird dem Körper ebenfalls signalisiert, wann es Zeit für die Nahrungsaufnahme ist. Wenn du außerhalb dieser Essenszeiten Nahrung zu dir nimmst, etwa spät am Abend oder mitten in der Nacht, wird sich dies negativ auf den Energiehaushalt auswirken. Denn besonders in der Nacht wirkt sich die Nahrungsaufnahme negativ auf den Stoffwechsel aus. Dabei entstehen mehr freie Radikale und die natürliche Regeneration verläuft schlechter, wenn die Verdauung nicht ruht. Wenn du spät am Abend isst, befindet sich das Verdauungshormon Insulin im Blut und stört die Ruhe sowie die Regeneration der Organismus.

Unserem Körper tut es demnach gut, wenn der Stoffwechsel natürlich in Phasen arbeitet und wenn wir uns diesem anpassen. Studienergebnisse bestätigen die Bedeutung des Zeitraums, in dem Nahrung aufgenommen wird. Indem du dich der inneren Uhr entsprechend ernährst, senkst du dadurch das Risiko für Beschwerden und chronische Krankheiten immens. Daher ist es äußerst ratsam, sich an den 24-Stunden-Rhythmus anzulehnen. Beim Intervallfasten wird die Energiezufuhr am Abend drastisch reduziert, während in der Nacht nichts gegessen wird. Dabei wird bei dieser Ernährungsweise die Energiezufuhr an den natürlichen biologischen Rhythmus angepasst. Das Intervallfasten funktioniert also deshalb so gut, weil sich die

Ernährung dadurch vollkommen an unseren natürlichen Rhythmus anpasst.

Das Darm-Mikrobiom oder die Darmflora

Zahlreiche Funktionen des Magen-Darm-Traktes folgen ebenfalls einem biologischen Schlaf-Wach-Rhythmus. So sind etwa die Durchblutung und die Magenentleerung am Tag besser als in der Nacht. Zudem sind die Reaktionen des Stoffwechsels auf eine vermehrte Blutzuckerzufuhr am Abend langsamer als am Morgen. Wird der biologische Rhythmus ständig gestört, können die Funktionen des Magen-Darm-Traktes beeinträchtigt werden. Dies ist mit negativen Folgen für die Gesundheit verbunden. Das Intervallfasten hat dabei einen direkten Einfluss auf das Darm-Mikrobiom, welches wiederum eine Schlüsselrolle für die Gesundheit spielt. Das Darm-Mikrobiom, auch als Darmflora bekannt, ist eine komplexe und vielfältige Mikroorganismen-Gemeinschaft, die im Verdauungstrakt vorzufinden ist.

Dazu gehören über 3000 unterschiedliche Arten von Bakterien. Sie leben nicht nur in Symbiose miteinander, sondern sind auch eng mit den Körperfunktionen verbunden. Die Darmbakterien ziehen Energie aus unverdaulichen Nahrungsbestandteilen und stellen diese für den Stoffwechsel bereit. Manche Bakterienarten stellen Vitamine für den Körper her, andere bauen bestimmte Kohlenhydrate ab. Zudem spielt das Darm-Mikrobiom eine wichtige Rolle für das Immunsystem, indem es bei der Abwehr von diversen Krankheitserregern hilft. Wenn das Gleichgewicht des Mikrobioms gestört ist, wächst das Risiko für stoffwechselbedingte Erkrankungen. In Studien konnte nachgewiesen werden, dass Veränderungen in der Zusammensetzung des Darm-Mikrobioms die Verdauung und den Stoffwechsel negativ beeinflussen. Dabei kann es zu sehr starker bakteriellen Energieausbeute und

Speicherung kommen. Als Folge davon sind stoffwechselbedingte Erkrankungen wie Magen-Darm-Beschwerden, Herz-Kreislauf-Erkrankungen, starkes Übergewicht oder Adipositas und Diabetes häufig. Auch chronisch entzündliche Darmerkrankungen können Folgen davon sein.

Wenn du also spätabends oder in der Nacht Nahrung aufnimmst oder deinen Stoffwechsel durch das Praktizieren verschiedener Diäten und falscher Ernährungsweise störst, erhöht sich das Risiko für Beschwerden und schwere Erkrankungen. Intervallfasten hat positive Auswirkungen auf das Darm-Mikrobiom. Es hilft dabei, das Ungleichgewicht im Darm-Mikrobiom rückgängig zu machen. Es trägt auch zur Erhöhung der Bakterien-Diversität im Darm und dadurch zu unserer Gesundheit bei.

Weitere positive Auswirkungen von Intervallfasten

Gewichtsverlust und Reduktion von Bauchfett

Ein besonders großer Vorteil von Intervallfasten ist, dass es den Gewichtsverlust fördert. Diese Ernährungsform ermöglicht dir, sehr schnell abzunehmen, und zwar ohne dabei Kalorien zählen zu müssen. Beim Intervallfasten überspringst du normalerweise eine Mahlzeit, womit du automatisch weniger Kalorien aufnimmst. Noch wichtiger ist, dass das Intervallfasten zu einer höheren Fettverbrennung führt. Indem das gespeicherte Fett für Energie verbraucht wird, nimmst du besonders schnell ab. Der Abbau von Körperfett wird durch verschiedene Hormone unterstützt, die wiederum durch das Intervallfasten beeinflusst werden. Dabei wird der Insulinspiegel in der Fastenphase stark gesenkt. Der niedrige Insulinspiegel erleichtert zusammen mit der erhöhten Konzentration an Wachstumshormonen und Noradrenalin den Abbau von Körperfett.

Dadurch können die freigesetzten Fettsäuren besser genutzt werden, um Energie zu gewinnen. Verschiedene Studien haben gezeigt, dass der Stoffwechsel bis zu 14% erhöht werden kann. Durch den schnelleren

Stoffwechsel ist dein Körper in der Lage, mehr Kalorien zu verbrennen. Weitere Studienergebnisse legen nahe, dass die Fettmasse stark reduziert wird, während keine Muskeln abgebaut werden. Vielmehr wird durch die stärkere Ausschüttung des Wachstumshormons das Muskelwachstum unterstützt. Dabei sinkt sowohl das Körpergewicht gar bis zu 9%, während sich auch das Körperfett und vor allem das Bauchfett deutlich verringert.

Reduktion der Insulinresistenz und Senkung des Blutzuckerspiegels

Heutzutage sind wir ständig von Nahrung umgeben. Wir können stets essen und sind fast immer satt. Die Hungerphasen sind immer kürzer, weil bei jedem kleinen Hunger nach einem Snack gegriffen werden kann. Als Ergebnis davon sind unser Organismus und die Zellen immer weniger dazu fähig, das gespeicherte Körperfett zu verbrennen, um Energie zu bekommen. Durch die häufige Nahrungsaufnahme ist der Insulinspiegel im Blut erhöht, wodurch der Organismus nicht mehr in der Lage ist, Körperfett zu verbrennen.

An dessen Stelle verbrennt der Körper Glukose, wodurch der Insulinspiegel immer zu hoch ist. Dies führt zur Insulinresistenz. Als Reaktion auf die Sattheit produziert der Körper immer mehr Insulin. Chronische Insulinresistenz hat diverse Beschwerden zur Folge. Übergewicht wird verursacht, der Blutzuckerspiegel ist erhöht, was schließlich zu Typ-2-Diabetes führen kann. Wenn man insulinresistent ist, wird Glukose für die Energiezufuhr verwendet. Dabei verliert der Körper die Fähigkeit, die eigenen Körperfette zu verwenden, um die Energiezufuhr zu gewährleisten. Stark übergewichtige Menschen sind daher immer hungrig, obwohl sie genügend Körperfett haben, um längere Zeit ohne Nahrung auszukommen. Intervallfasten ist eine Methode, um die Fähigkeiten des Körpers zu trainieren und zu stärken, um im Fastenzustand normal funktionieren zu können und statt Glukose die Körperfette zu verbrennen. Durch Intervallfasten wird dabei der Insulinspiegel im Blut gesenkt, wodurch die Fettverbrennung erhöht wird. Zudem wird der Blutzuckerspiegel stark gesenkt. Ergebnisse von an Menschen durchgeführten Untersuchungen zeigen, der Blutzucker um bis zu 6% gesenkt werden kann, während Insulin gar um 30% gesenkt werden kann. Dadurch wird das Risiko für Typ-2-Diabetes langfristig gesenkt.

Reduktion von Entzündungen und von oxidativem Stress

Entzündungen sind Ursachen von vielen chronischen Erkrankungen wie Alzheimer, Demenz oder Diabetes. Intervallfasten spielt eine grosse Rolle bei der Reduktion von Entzündungen. Hierbei ist zum einen ein Prozess namens Autophagie von Bedeutung. Intervallfasten fördert diesen biochemischen Prozess, bei dem sich Körperzellen selbst reinigen und dabei chemische Rückstände beziehungsweise Abfälle entsorgen. Durch die Autophagie werden nicht Stoffwechselvorgänge optimiert, der Prozess hemmt auch Entzündungen und hält das Herz-Kreislaufsystem in Schwung. Die Autophagie wird vom Intervallfasten gefördert. Der Prozess erreicht seinen Höhepunkt nach einer 14-stündigen Fastenphase. Sobald du wieder isst, wird die Autophagie gehemmt. Indem das Intervallfasten die Autophagie fördert, hilft es dem Körper, sich selbst zu reinigen, wodurch Entzündungen reduziert werden.

Autophagie hat auch eine altershemmende Wirkung, da sie sie dafür sorgt, dass sich der Körper selbst reinigt und Abfall- sowie Schadstoffe entfernt werden. Zum anderen werden durch das Intervallfasten die Nervenzellen vor oxidativem Stress geschützt. Dieser bedeutet eine vermehrte Bildung von freien Radikalen, die äußerst schädlich für den Körper sind. Wenn so viele freie Radikale gebildet werden, dass die vorhandenen antioxidativen Schutzmechanismen nicht ausreichen, um diese abzubauen, entsteht im Organismus oxidativer Stress. Dabei reagieren die freien Radikalen mit wichtigen Molekülen und können sie schädigen. Verschiedene Studien konnten nachweisen, dass das Intervallfasten dem Körper hilft, sich effizient gegen oxidativen Stress zu wehren.

Stärkung der Herzgesundheit

Eine hohe Cholesterinkonzentration im Blut stellt ein besonders großes Risiko für das Herz dar. Daher sind Diäten, deren Ziel es ist, Cholesterin zu senken, besonders beliebt. Jedoch ist Cholesterin unabdingbar, damit sich unsere Zellen regenerieren können und bestimmte Hormone in unserem Körper produziert werden können. Deshalb ist Cholesterin von großer Bedeutung für unsere Gesundheit. Lange Zeit wurde angenommen, dass die Aufnahme von stark fetthaltigen Nahrungsmitteln die Cholesterinkonzentration im Blut erhöht. Der Konsum von fettarmen Speisen sollte die Konzentration demnach senken. Jedoch konnte nachgewiesen werden, dass die Reduktion des Konsums fetthaltiger Nahrung die Cholesterinkonzentration im Blut nicht senkt. Es ist etwas komplexer: Beim Cholesterin wird zwischen dem guten HDL-Cholesterin und dem schlechten LDL-Cholesterin unterschieden. Intervallfasten erhöht das gute Cholesterin und senkt das schlechte Cholesterin. Zudem senkt es Triglyceride und verbessert den Blutdruck. Dadurch hat das kurzzeitige Fasten positive Effekte auf das Herz und beugt Herzerkrankungen vor.

Positive Wirkungen und Schutz für das Gehirn

Das Intervallfasten verbessert diverse Stoffwechselvorgänge, die eine wichtige Rolle für das Gehirn spielen. Dies beinhaltet die bereits erwähnte Reduktion von Entzündungen und von oxidativem Stress sowie die Senkung des Blutzuckerspiegels. Die vielleicht wichtigste Wirkung ist die Förderung von Autophagie, wobei sich die Zellen selbst reinigen. An Ratten durchgeführte Studien haben gezeigt, dass das Intervallfasten das Wachstum neuer Nervenzellen erhöhen kann, wodurch die Gehirnfunktion verbessert wird. Zudem werden während der Fastenphase die höheren kognitiven Funktionen erhöht. Aus an Säugetieren durchgeführten Untersuchungen geht hervor, dass sich ihre mentale Aktivität erhöht, wenn sie hungrig sind. Sie sinkt hingegen, wenn sie satt sind.

Die Idee, dass wir nach dem Essen konzentrierter sind, ist vollkommen falsch. Studien haben bestätigt, dass es während des Fastens keine negativen Effekte auf die psychische Gesundheit gibt. Je niedriger der Insulinspiegel durch das Fasten ist, desto besser ist die Erinnerungsleistung. Erhöhtes Körperfett ist hingegen mit einer Reduktion der mentalen Fähigkeiten verbunden. Schließlich konnte nachgewiesen werden, dass das Intervallfasten das Auftreten von Alzheimer verzögern kann. Zudem kann es das Fortschreiten von neurodegenerativen Erkrankungen verlangsamen und bei diesen Patienten die Symptome stark verbessern. Dazu gehören unter anderem Krankheiten wie Parkinson und Huntington.

Psychische und emotionale Effekte

Die psychischen Effekte des Fastens sind schon lange bekannt. Wie bereits im ersten Kapitel erläutert, wird in vielen Kulturen und Religionen gefastet, um die Impulskontrolle zu stärken und den Geist zu reinigen. Dazu kommt, dass das Intervallfasten dir hilft, deine schlechte Stimmung schneller zu überwinden, wenn es dir nicht gut geht. Wenn du dich in einem Stimmungstief befindest, kann dich das Fasten davon befreien.

Weiter wird durch kurzzeitiges Fasten die Ausschüttung eines Hormons, das als Wachstumsfaktor bezeichnet wird, erhöht. Ein Mangel des Wachstumsfaktors hängt eng mit Depressionen zusammen. Intervallfasten ermöglicht dir zudem, dich emotional stabiler zu fühlen. Da du beim Intervallfasten nur wenige Stunden auf Nahrung verzichtest, verspürst du dabei nicht ständig den Drang, etwas zu essen. Dir ist stets bewusst, dass du schon bald wieder essen kannst. Andererseits wirst du dadurch, dass es keine Nahrungsmittel gibt, auf die du verzichten musst, emotional stabiler. Dies verhindert eine emotionale Bindung beziehungsweise Abhängigkeit von Essen. Vielmehr fühlst du dich dadurch ausgeglichen, optimistisch und motiviert.

Warum Intervallfasten besser ist als andere Diäten und Ernährungsformen

Das Intervallfasten hat viele Vorteile gegenüber anderen Diäten und Ernährungsformen. Die meisten davon können auf den Hauptunterschied zwischen dem Intervallfasten und traditionellen Diäten zurückgeführt werden, nämlich die zeitliche Einschränkung. Das Ziel aller Diäten besteht darin, die Nahrungsaufnahme einzuschränken. Was sich dabei unterscheidet, ist die Methode, mit der dies erreicht werden soll. Während bei den üblichen Diäten eine maximale tägliche Kalorienaufnahme festgelegt ist und dabei bestimmte Nahrungsmittel vollkommen aus dem Ernährungsplan gestrichen werden, führen diese längerfristig meist zu keinem Ergebnis und schlagen auf die Stimmung. Im Gegensatz dazu gibt es beim Intervallfasten nur zeitliche Begrenzungen, jedoch keine Einschränkungen der Nahrungsaufnahme; In einem Zeitraum darf alles gegessen werden, im anderen wird nichts gegessen.

Daraus wird ersichtlich, dass das Intervallfasten anders ist als alle anderen Diäten. Während sich diese in wenigen oder vielen Aspekten voneinander unterscheiden, sind sie sich grundsätzlich dennoch ähnlich. In einer Diät werden rigoros Kalorien gezählt, in einer anderen werden Kohlenhydrate auf ein Minimum reduziert, in einer dritten werden Lebensmittel ausschließlich in ihrem natürlichen Zustand gegessen. Dabei versprechen die meisten Diäten, nicht nur sehr schnell, sondern auch langfristig abzunehmen. Da sie so strikt sind, fällt es den meisten Menschen jedoch sehr schwer, diese über eine längere Zeit zu praktizieren. Intervallfasten schreibt nichts davon vor. Es ist ein völlig anderes Gefühl, wenn du weißt, dass du in den Zeiten der Nahrungsaufnahme alles essen darfst, was du willst, und dass du dabei trotzdem abnehmen kannst. So ist es nicht nur leicht, das Wunschgewicht zu erreichen, dabei macht das Abnehmen auch Spaß.

Kein JoJo-Effekt

Während du bei vielen traditionellen Diäten zwar schnell abnehmen kannst, ist es sehr schwer, das neue Gewicht langfristig zu halten. Sogar bei der kohlenhydratarmen Ernährung, die nachweisbar zu höherem Gewichtsverlust führt als andere Diäten, kehrt das Gewicht nach Beendigung der Diät zum Ausgangspunkt zurück. Es kann aber auch geschehen, dass man nach der Diät häufig über das Ausgangsgewicht hinaus zunimmt. Dieses Phänomen ist als JoJo-Effekt bekannt. Dabei verbraucht der Körper mehr Energie, als ihm zugeführt wird. Während der Körper bei herkömmlichen Diäten auf seine Energiereserven zurückgreift, braucht er dabei die Kohlenhydrat- und Eiweißdepots auf. Die Fettdepots werden erst angegriffen, nachdem der Körper seine Kohlenhydrat-Reserven aufgebraucht hat. Danach greift er auf das Muskeleiweiß zurück. Während der Körper nicht genügend mit Energie versorgt wird und die Muskelmasse als Folge davon abgebaut wird, sinkt auch der Grundumsatz des Körpers. Nun läuft der Körper auf „Sparflamme".

Er benötigt weniger Energie, um seine Funktionen aufrechtzuerhalten. Das bedeutet, dass die Energiebilanz auch mit geringerer Nahrungszufuhr als vor der Diät ausgeglichen ist. Sobald die Diät beendet ist und wieder mehr gegessen wird, füllt der Organismus seine Fettreserven rasch wieder auf. Der Körper benötigt aber weniger Energie, bis das Muskeleiweiß nachgefüllt ist. Wenn also nach der Diät wieder so viel gegessen wird wie vorher, entsteht oftmals der JoJo-Effekt, bei dem das Gewicht höher ist als vor der Diät. Diese frustrierende Erfahrung wird beim Intervallfasten vollkommen umgangen. Da es sich hierbei um kurze Hungerphasen handelt, sinkt der Grundumsatz des Körpers in dieser Zeit nicht und die Muskelmasse wird nicht abgebaut. Dadurch kannst du sicher sein, dass es beim Intervallfasten nicht zum JoJo-Effekt kommen wird.

Kein ständiger Hunger

Ein weiterer Vorteil von Intervallfasten gegenüber anderen Diäten ist, dass du nicht ständig Hunger hast. Wenn du nichts isst und dein Magen dadurch unterbeschäftigt ist, produziert er das Hungerhormon Ghrelin. Dadurch wird dein Appetit angeregt und du bekommst Hunger. Bei den üblichen Diäten kann sich dein Körper nicht an die verringerte Kalorienaufnahme gewöhnen. Indem der Magen ständig unterbeschäftigt ist, hast du dadurch ständig Hunger und bist als Folge davon schlecht gelaunt und du fühlst dich schwach oder lustlos. Das bedeutet, dass die traditionellen Diäten nicht nur viel Willenskraft erfordern. Vielmehr ist es hormonell bedingt, dass du aufgrund der erhöhten Konzentration an Ghrelin oft Hunger hast und die Diät vielfach nur über eine kurze Zeit hinweg aushältst. Beim Intervallfasten wird die Produktion des Hungerhormons jedoch nicht erhöht. Dadurch wird das Hungergefühl nicht gesteigert und du hast keine Hungerattacken zu befürchten. Vielmehr wird das Hungergefühl regelmäßiger und passt sich deinem Fastenrhythmus an. Dadurch verspürst du erst dann Hunger, wenn dein Körper bereit ist, Nahrung aufzunehmen.

Im Gegensatz dazu wird das Hungergefühl durch die geringe Kalorienaufnahme oftmals durch den schwankenden Insulinspiegel, Blutzucker und Stresshormone verursacht. Das heißt, du hast nicht dann Hunger, wenn dein Körper wirklich Nahrung benötigt, sondern dein Hungergefühl wird von unnatürlichen Schwankungen von Insulin und deinen Hormonen beeinflusst. Beim Intervallfasten hingegen wird nicht mehr Ghrelin produziert, weil das Hungerhormon einem natürlichen Biorhythmus folgt. Dabei ist seine Konzentration um 8 Uhr morgens am niedrigsten und um 20 Uhr am höchsten. Das bedeutet, dass du morgens gegen 8 Uhr am wenigsten Hunger hast und abends gegen 20 Uhr am meisten Hunger verspürst. Hunger ist demzufolge natürlich in unserem Körper verankert. Dies ist von großer Bedeutung, denn es widerlegt die vorherrschende Meinung, dass man mit zunehmender Nahrungsenthaltung immer hungriger wird. Vielmehr spielt die hormonelle Regulierung von Hunger eine tragende Rolle. Während wir bei herkömmlichen Diäten oftmals dann essen, wenn wir überhaupt keinen Hunger haben, achten wir beim Intervallfasten auf den biologischen Rhythmus und essen erst dann, wenn unser Körper das erfordert.

Einfach zu verstehen

Nebst dem ausbleibenden JoJo-Effekt und dem gesunden Hungergefühl hat das Intervallfasten viele Vorteile gegenüber anderen Diäten. So ist das Fasten generell und damit auch das Intervallfasten ein sehr simples Konzept und dadurch auch einfach zu verstehen. Während bei zahlreichen Diäten viele Regeln existieren, wie zum Beispiel, welche Nahrungsmittel konsumiert werden dürfen, zu welchen Uhrzeiten gegessen wird, wie viele Kalorien wann aufgenommen werden dürfen und Vieles mehr, ist das Intervallfasten sehr leicht zu befolgen. Es beinhaltet nur die Anweisung, während der Fastenzeiten nichts zu essen. Zudem darf in den Fastenzeiten Wasser, Tee oder Kaffee getrunken werden. Dies erleichtert die Fastenzeit außerordentlich, denn du bleibst durch die Flüßigkeitsaufnahme stets hydriert.

Die Zeit der Nahrungsaufnahme ist ebenfalls ganz einfach zu befolgen, da es dabei keine Lebensmittel gibt, die du umgehen solltest. Wenn du dabei Lust auf ein Glas Wein hast oder nach einem Tag in der Natur sehr hungrig bist und eine besonders große Portion essen willst, ist das kein Problem, denn beim Intervallfasten ist alles erlaubt. Da die Regeln beim Intervallfasten so einfach sind, gibt es dabei auch keine Missverständnisse. Vielmehr ist das Wechseln zwischen Essens- und Fastenzeiten derart natürlich, dass du zum Beispiel jedes Mal unbewusst fastest, wenn du einmal das Frühstück oder das Abendessen überspringst. Wenn du zum Beispiel nicht gefrühstückt hast und erst gegen 12 Uhr zu Mittag isst und dabei am Vorabend zum letzten Mal gegen 20 Uhr gegessen hast, hast du also 16 Stunden lang gefastet.

Besonders günstig

Ein weiterer Vorteil des Intervallfastens ist, dass dadurch sehr viel Geld gespart werden kann. Da das Fasten keinen besonderen Ernährungsplan erfordert, gibt es auch keine teuren Nahrungsmittel oder Ergänzungen, die du dafür kaufen musst. Während andere Diäten auf bestimmten Lebensmitteln basieren, müssen diese in größeren Mengen gekauft werden, was zum Teil sehr teuer werden kann. Wenn du zum Beispiel eine Diät machst, bei denen du viel Fleisch, verschiedene Nüsse oder andere teure Lebensmittel konsumieren sollst, musst du viel Geld in diese Ernährungsweise investieren. Noch drastischer ist es, wenn du Nahrungsmittelergänzungen kaufen musst, weil dich eine bestimmte Ernährung nicht ausreichend mit wichtigen

Nährstoffen versorgen kann. Die diversen Tabletten und Nahrungsergänzungen, aber auch verschiedene Shakes sind mit noch höheren Kosten verbunden. Oftmals musst du gut planen und Geld zur Seite legen, um für eine oder mehrere Wochen einkaufen zu können.

Dies können unter Umständen mehrere Hundert Euro sein, die du in die Diäten investieren musst und die dir dann für andere Bereiche und Aktivitäten wie Hobbies oder Reisen fehlen. Beim Intervallfasten sparst du hingegen nicht nur viel Geld, es ist genau genommen völlig kostenlos. Da du beim Intervallfasten deine Ernährung nicht umzustellen brauchst, gibt es keine Nahrungsmittel, die du dafür kaufen musst. Vielmehr kannst dabei diejenigen Lebensmittel besorgen, die du auch sonst einkaufst oder auf die du gerade Lust hast. Infolgedessen gibst du nicht mehr Geld aus als sonst. Dadurch hebt sich das Intervallfasten von allen anderen Ernährungsweisen ab.

Spart Zeit

Intervallfasten ist sehr bequem und praktisch. Da du dabei das Gleiche isst sonst, gibt es keine besonderen Nahrungsmittel, die du in deinen Ernährungsplan integrieren musst. Dadurch sparst du viel Zeit bei der Suche nach exotischen Lebensmitteln und Zutaten und beim Einkaufen allgemein. Zudem umgehst du das aufwendige Lagern besonderer Nahrungsmittel und musst dir keine Gedanken darüber machen, wo du je nach Ernährungsplan Lebensmittel für eine ganze Woche oder gar einen Monat aufbewahrst.

Ein besonderer Vorteil ist, dass du beim Intervallfasten keine neuen und aufwendigen Gerichten zubereiten musst. Viele Diäten erfordern einen speziellen Ernährungsplan, wobei es oft vorkommt, dass viel Zeit in die Zubereitung der Gerichte investiert werden muss. Schließlich sparst du Zeit beim Aufräumen, denn beim Intervallfasten musst du nicht mehr Geschirr verwenden als sonst und es dadurch keine zusätzlichen Schüsseln, Töpfe und andere besondere Kochutensilien gibt, die gereinigt werden müssen. Dadurch erleichtert dir das Intervallfasten den Alltag, indem du nicht daran denken musst, wann du welche Nahrungsmittel einkaufen musst und auch sonst keine zusätzlichen Arbeiten hast. Vielmehr kannst du deinen Alltag normal und angenehm weiterführen, ohne überhaupt an das Fasten denken zu müssen.

Alles ist erlaubt

Bei meisten Diäten muss auf Zucker verzichtet werden. Süßigkeiten gelten als Sünde und sollten um jeden Preis vermieden werden. Während manche Diäten Ausnahmen machen und ab und zu Süßes erlauben, gehen andere so weit, dass sie diese gänzlich verbieten. Während dies sicherlich ein gut gemeinter Ratschlag ist, um abzunehmen, ist der Gedanke daran nicht angenehm. Es ist völlig in Ordnung, für eine kurze Zeit keine Süßigkeiten zu essen. Es ist jedoch etwas anderes, zu wissen, dass man mehrere Wochen oder gar Monate nichts Süßes essen darf. Dies wirkt demotivierend und erschwert den Alltag enorm. Wer wünscht sich nicht, sich nach dem Mittagessen ein wenig Schokolade zu gönnen oder an einem heißen Sommertag ein Eis zu genießen? Wenn du immer im Hinterkopf hast, dass Süßes nicht erlaubt ist, wirst du zum Teil auch Orte meiden, die du besonders magst, um nicht in Versuchung zu geraten oder dich schlecht zu fühlen. So vermeidest du vielleicht eine Eisdiele, in der es guten Kaffee gibt, oder gehst im Sommer nicht ins Bad. Dies kann sich insgesamt negativ auf deine Lebensqualität auswirken. Auch Süßgetränke sind bei vielen Diäten ein Problem. Oftmals werden nicht nur Erfrischungsgetränke verboten, sondern auch Smoothies, gesüßter Kaffee und Tee. Dabei macht eine Diät keinen Spaß und es ist nicht verwunderlich, dass man oftmals nicht durchhält und diese nach kurzer Zeit abbricht oder dass diese extrem auf deine Stimmung schlägt. Beim Intervallfasten verhält sich dies vollkommen anders. Hier ist alles erlaubt – Süßigkeiten, Erfrischungsgetränke, Alkohol und alle anderen zuckerhaltigen Speisen und Getränke. Es wird zwar davon abgeraten, jeden Tag viel Schokolade oder Kuchen zu essen. Dennoch hat das Fasten viele sehr positive Effekte auf den Körper. Dadurch kann es der Organismus problemlos aushalten, wenn in den Zeiten, in denen man nicht fastet, auch Ungesundes gegessen wird. So wirst du trotz dieser kleinen Sünden erfolgreich abnehmen und du wirst dich gut fühlen, weil du weißt, dass du nicht durch Verbote eingeschränkt wirst.

Sehr flexibel

Das Intervallfasten ist eine besonders flexible Ernährungsweise. Im Gegensatz zu anderen Diäten ist der Ernährungsplan nicht strikt und der Tag ist dadurch nicht verplant. Während viele Diäten einen spezifischen Zeitplan für die Nahrungsaufnahme beinhalten, musst du den ganzen Tag schon im Voraus planen, wenn du erfolgreich sein willst. Dabei richtest du dich nach der Diät und passt den ganzen Tag an deine Ernährung an. Bei manchen Diäten solltest du essen, sobald du morgens aufgewacht bist. Andere Diäten schreiben vor, alle zwei bis drei Stunden kleinere Mahlzeiten zu sich zu nehmen. Es gibt auch viele Diäten, die nicht nur vorschreiben, wann du essen sollst, sondern auch, welche Nahrungsmittel du zu welchen Zeiten konsumieren musst. Dies ist nicht nur kompliziert, es kann auch kräftezehrend sein. Besonders wenn du einer Arbeit nachgehst, bei der du nicht alle paar Stunden eine Pause machen kannst, um eine weitere Mahlzeit zu dir zu nehmen, sind derartige Diäten mit Problemen verbunden. Im Gegensatz dazu bist du beim Intervallfasten vollkommen frei und kannst die Essenszeiten deiner Arbeit und anderen alltäglichen Tätigkeiten anpassen. Du kannst frei wählen, um welche Uhrzeit du mit dem Fasten beginnst. Zudem kannst du die Dauer der Fastenzeiten jeweils selbst bestimmen.

Schließlich kannst du zu jedem Zeitpunkt das essen, worauf du Lust hast, und wirst dadurch nicht durch Essenspläne eingeschränkt. Das Intervallfasten erleichtert dir den Tag, während andere Ernährungsweisen Einschränkungen und dadurch notwendigerweise Komplikationen in den Alltag bringen.

Kann mit anderen Ernährungsformen kombiniert werden

Ein besonders wichtiger Vorteil von Intervallfasten ist, dass diese Methode mit allen Ernährungsweisen kombiniert werden kann. Wenn du also vegetarisch lebst, eine proteinreiche Ernährungsweise praktizierst, glutenfrei lebst oder eine andere besondere Ernährungsweise verfolgst, musst du diese nicht aufgeben, wenn du fasten möchtest. Stattdessen kannst du sie beibehalten und das Intervallfasten mit dieser kombinieren. Fasten bedeutet nämlich nicht, etwas zu einer Ernährungsweise hinzuzufügen. Vielmehr beinhaltet es, die praktizierte Ernährungsweise in der Fastenzeit zu unterbrechen. Wenn du dich also glutenfrei ernährst, musst du deine Ernährung nicht umstellen. Während du in der Zeit der Nahrungsaufnahme wie immer alle deinen Ernährungsplan umsetzt, nimmst du in der Fastenzeit einfach keine Nahrung auf. Dies ist mit anderen Diäten nicht möglich. Manche Ernährungsformen unterscheiden sich dermaßen voneinander, dass sie keinesfalls kombiniert werden können. So kannst du eine eiweißreduzierte Ernährung nicht mit einer Paleo-Diät kombinieren, bei der viel Fleisch und damit Proteine konsumiert werden. Beim Intervallfasten ist es kein Problem, die bereits praktizierte Ernährungsweise weiter umzusetzen. Ein besonderer Vorteil der Kombinierbarkeit des Intervallfastens ist, dass durch die Kombination der beiden Ernährungsweisen das Wunschgewicht noch schneller erreicht wird. Zudem profitierst du dadurch noch mehr von den Vorteilen der praktizierten Ernährung. Wenn du dich zum Beispiel vegetarisch ernährst und dich dadurch sehr leicht oder frisch fühlst,

werden diese Effekte noch stärker hervor, wenn du deinen Körper durch das Intervallfasten zusätzlich entgiftest. Dies ist eine einzigartige Eigenschaft des Intervallfastens. Dadurch ist das Fasten vollkommen anders als alle anderen Diäten.
Du siehst, dass sich das Intervallfasten stark von anderen Diäten und Ernährungsweisen unterscheidet. Es ist nicht nur einfach und natürlich, du kannst es auch so stark an deine Bedürfnisse anpassen und in deinen Alltag integrieren, dass es schon bald ein normaler Bestandteil des täglichen Lebens sein wird. Dadurch wird auch ersichtlich, warum das Intervallfasten allen anderen Diäten und Ernährungsweisen überlegen ist – es schränkt dich nicht ein, es erleichtert dir den Alltag.

Wie funktioniert Intervallfasten?

Übersicht der Intervallfasten-Arten

Das Intervallfasten kann auf unterschiedliche Arten praktiziert werden. Die Methoden unterscheiden sich in mehreren Aspekten voneinander. Dabei sind auch bei den einzelnen Varianten Abwandlungen bekannt oder sie existieren unter unterschiedlichen Namen.

Im Folgenden findest du eine Übersicht der bekanntesten Arten. Diese werden in drei Kategorien eingeordnet:

-Tägliche Fastenintervalle
-Einzelne Fastentage
-Kleine Fastenkuren

Tägliche Fastenintervalle

16:8-Intervallfasten

Hier isst du im Zeitfenster von acht Stunden am Tag. Danach fastest du während 16 Stunden. Idealerweise fastest du bei dieser Methode über Nacht und überspringst das Frühstück. Dabei kannst du beispielsweise von 12 bis 20 Uhr essen. Du kannst aber auch auf das Abendessen verzichten und zwischen 8 und 16 Uhr essen.

18:6-Intervallfasten

Bei dieser Methode kannst du in einem Zeitfenster von sechs Stunden essen. Daraufhin folgt eine Essenspause von 18 Stunden. Normalerweise wird bei dieser Variante zwischen 16 und 22 Uhr gegessen.

20:4-Intervallfasten

Das 20:4-Intervallfasten ist auch als Warrior Diät bekannt. Bei dieser Variante kannst du in einem Zeitfenster von nur vier Stunden pro Tag essen. Dabei ist eine große Mahlzeit am Abend vorgesehen. In der restlichen Zeit dürfen nur kleine Mahlzeiten eingenommen werden, wobei die Kalorienaufnahme auf 500 Kalorien beschränkt ist.

12:12-Intervallfasten

Bei dieser Methode wird nach einer 12-stündige Essensphase 12 Stunden gefastet. Normalerweise wird dabei von 7 Uhr bis 19 Uhr oder zwischen 10 Uhr und 22 Uhr gegessen. Dies ist eine beliebte Einstiegsvariante.

14:10-Intervallfasten

Bei dieser Methode überspringst du das Frühstück oder verzichtest auf das Abendessen. Es empfiehlt sich, ab 16 Uhr nichts mehr zu sich zu nehmen. Der Gedanke dahinter ist, dass der Körper dadurch mehr Zeit und Energie für die nächtlichen Regenerationsprozesse hat.

Einzelne Fastentage

5:2-Intervallfasten

Während fünf Tagen kannst du normal essen. An zwei Tagen fastest du. Es besteht auch die Möglichkeit, an diesen zwei Tagen die Kalorienmenge stark zu reduzieren, wobei du maximal 500 Kalorien aufnimmst.

Alternate Day Fasting

Diese Methode ist auch als Eat-Stop-Eat bekannt. Bei dieser Variante isst du an einem Tag normal und fastest am nächsten. Anstatt zu fasten, kannst du dabei wiederum die Kalorienmenge reduzieren und höchstens 500 Kalorien aufnehmen.

36-stündiges Fasten

Hierbei handelt es sich um einen einzelnen Fastentag. An diesem Entlastungstag nimmst du keine Nahrung zu dir. Dabei beginnt der Fastentag nach dem Abendessen und dauert bis zum Frühstück am übernächsten Tag.

Kleine Fastenkuren

Die kleinen Fastenkuren beinhalten eine Fastenzeit bis zu 3 Tagen beziehungsweise 72 Stunden. In dieser Zeit kannst du ausschließlich kalorienfreie Flüssigkeit aufnehmen, im Idealfall nur Wasser und ungesüßten Tee. Es bietet sich an, die kleine Fastenkur einmal im Monat durchzuführen, um den Körper zu entschlacken.

Wie funktioniert die 16:8-Methode?

Das 16:8-Intervallfasten ist die bekannteste und am häufigsten angewandte Fastenmethode. Es ist erwiesen, dass diese Zeiten am besten zum Schlaf-Wach-Rhythmus passen. Da sie täglich durchgeführt wird, wird die 16:8-Methode leicht zum festen Bestandteil des Tages und kann daher schnell zur Gewohnheit gemacht werden. Die Methode ermöglicht dir, dass Intervallfasten bereits nach wenigen Tagen ein fester Bestandteil deines Lebens wird. Das 16:8-Intervallfasten ist sehr einfach. Bei dieser Methode fastest du jeden Tag 16 Stunden lang. Danach isst du innerhalb eines Zeitfensters von acht Stunden. Dabei musst du dich nicht an einen festen Zeitplan halten und kannst das Zeitfenster selbst auswählen.

Dabei kannst du überlegen, wie die Essensphase am besten in deinen Alltag passt. Wenn du zum Beispiel morgens nicht gerne frühstückst und erst mittags in Form kommst, empfiehlt es sich, die erste Mahlzeit erst gegen 12 Uhr einzunehmen. Diese kann ein ausgiebiges Frühstück sein oder bereits ein sättigendes Mittagessen. Am Nachmittag kannst du kleine Zwischenmahlzeiten einnehmen. Das Abendessen kann für ca. 20 Uhr eingeplant werden, bevor sich das achtstündige Zeitfenster schließt. Wenn du morgen jedoch gerne frühstückst, kannst du das Fasten früher unterbrechen und die erste Mahlzeit auf 9 Uhr morgens verlegen. In diesem Fall nimmst du deine letzte Mahlzeit gegen 17 Uhr ein. Versuche, einen möglichst regelmäßigen Rhythmus zu finden, den du langfristig durchhalten kannst. Iss also nicht an einem Tag bis um 18 Uhr und am nächsten bis um 21 Uhr. Mach dir gleich zu Beginn Gedanken darüber, wie das Intervallfasten in deinen Alltag integriert werden kann. Egal wie du die Zeiten für das Essen festlegst, beim 16:8-Intervallfasten gibt es keine unflexible Regelungen und Kalorienbeschränkungen. Du kannst dabei essen, worauf du Lust hast. Das Einzige, was du dabei beachten solltest ist, dass du in dem Zeitfenster von acht Stunden nicht überkompensierst. Das bedeutet, dass du nach den Mahlzeiten nicht zu viel Süßes oder Snack isst. Das Intervallfasten funktioniert nur, wenn die Mahlzeiten nährstoffreich, ausgewogen und gesund sind.

Wie organisiere ich den Tag?

Um von dem Intervallfasten zu profitieren, ist es nicht nur bedeutsam, in welchem Zeitfenster du isst. Um morgens in Schwung zu kommen und am Abend mühelos einschlafen zu können sowie um möglichst viel Fett zu verbrennen, ist es auch von Bedeutung, was du zu welcher Tageszeit isst und trinkst. Weiter spielt Bewegung eine wichtige Rolle. Es ist optimal, wenn du dich bereits vor dem Frühstück bewegst. Damit wird am Morgen gleich der Stoffwechsel angekurbelt. Der menschliche Organismus ist so programmiert, dass er nach dem Aufstehen gleich Energie verbrennen will.

Um einen leichten Einstieg in das 16:8-Intervallfasten zu gewährleisten, ist es angebracht, einen Tagesplan zusammenzustellen. Während du keine festen Regeln zu befolgen hast, wird dir ein Tagesplan vor allem am Anfang helfen, das Intervallfasten in deinen Alltag zu integrieren. Im Folgenden findest du einen möglichen Tagesplan. Diesen kannst du natürlich deinen eigenen Bedürfnissen entsprechend anpassen:

7 Uhr: Beginne den Tag mit einer 8 bis 10-minütigen Trainingseinheit.

8-11 Uhr: Trinke einen Kaffee oder eine Tasse Tee, um deinen Stoffwechsel anzukurbeln.

11 Uhr: Zeit für das Frühstück. Hierbei empfiehlt sich eine proteinreiche Mahlzeit wie Ei, Speck und Quark, Rührei oder ein Müsli mit Leinsamen, Nüssen und frischem Obst.

11-14 Uhr: Trinke noch einen Kaffee oder Tee.

14 Uhr: Es ist Zeit für das Mittagessen. Du kannst dich satt essen und nach Wunsch Platz für etwas Süßes lassen.

15 Uhr: Mache eine Kaffeepause. Trinke den letzten Kaffee nicht zu spät. Koffein kann bis zu acht Stunden im Organismus bleiben. Dadurch bringt eine späte Einnahme von Koffein den Schlafrhythmus durcheinander.

18 Uhr: Nach der Arbeit kann eine weitere Trainingseinheit folgen. Es empfiehlt sich, 30 Minuten zu joggen. Alternativ kannst du auch Rad fahren oder Yoga machen.

18.30 Uhr: Es ist Zeit für die letzte Mahlzeit des Tages. Du kannst das Menü frei wählen. Es ist optimal, kohlenhydratarme Speisen zu sich zu nehmen, damit du deinem Körper am Abend nicht unnötig viel Insulin zuführst. Hier empfehlen sich Zucchininudeln, Hähnchen oder Fisch.

19 Uhr: Die Fastenphase beginnt. Nun sind in den nächsten 16 Stunden nur noch Wasser, Tee und Kaffee ohne Milch und Zucker erlaubt.

Welche Nahrungsmittel und Zutaten sind erlaubt und welche sind besonders geeignet?

Beim 16:8-Intervallfasten solltest du wenn möglich alle Nährstoffe aufnehmen, die der Organismus benötigt. Es empfiehlt sich, in der Essensphase besonders viel Gemüse zu essen. Gesunde Proteine wie Fleisch, Fisch und Eier sind ebenfalls sehr gut geeignet, wie auch gesunde pflanzliche Öle. Obst sowie Nüsse sollten in Maßen gegessen werden. Versuche dabei, ausgewogene Mahlzeiten einzunehmen. Besonders geeignete Nahrungsmittel und Zutaten sind dabei Folgende:

Proteine: Fleisch, Hühnchen, Fisch, Hülsenfrüchte, Eier, Nüsse
Gemüse: Brokkoli, Blumenkohl, Blattgemüse, Tomaten
Gesunde Fette: Avocado, Olivenöl, Kokosöl
Vollkorngetreide: Reis, Haferflocken, Quinoa
Obst: Apfel, Banane, Orange, Beeren

Kohlenhydrate sind zwar erlaubt, sollten vor allem am Anfang in kleinen Mengen eingenommen werden. Dadurch kannst du einerseits schneller erste Erfolge verzeichnen. Andererseits hilft dir dies, dich allmählich an die Ernährungsumstellung zu gewöhnen. Das bedeutet aber nicht, dass du auf deine Lieblingsgerichte verzichten musst. Wenn du beispielsweise gerne Nudeln isst, kannst du einfach die Menge verkleinern und stattdessen frisches Gemüse hinzugeben. Eine weitere Möglichkeit ist, Weißmehl durch Vollkornmehl zu ersetzen. Daher kannst du immer noch mit Reis kochen und dabei einfach auf Vollkornreis zurückgreifen. Wenn du zudem eher kalorienarme Nahrungsmittel verwenden willst, kannst du Reis durch Kartoffeln ersetzen. Diese sättigen mehr und enthalten zudem mehr Nährstoffe.

In der 16-stündigen Fastenphase ist hingegen keine feste Nahrung erlaubt. Jedoch darfst du in dieser Zeit so viel trinken, wie du möchtest. Dabei kannst du auf alle kalorienfreien Getränke zugreifen. Dazu gehören stilles Wasser sowie Sprudelwasser, unterschiedliche

Teesorten ohne Zusatzstoffe, Kaffee ohne Milch und Zucker sowie klare Brühe wie Gemüsebrühe. Obwohl Diätgetränke wie Cola Light oder Cola Zero kalorienfrei sind, solltest du in der Fastenzeit auf diese verzichten. Denn aufgrund der künstlichen Süße dieser Getränke wird Insulin ausgeschüttet, wodurch Körperprozesse angeregt werden, die beim Intervallfasten verhindert werden sollen. Du wirst nur Fett abbauen können, wenn der Insulinspiegel in der Fastenphase niedrig bleibt. Zudem regt ein hoher Insulinspiegel den Appetit an, wodurch du Hunger hast und die Fastenphase nur schwer überstehen kannst. Versuche daher, auf Diätgetränke zu verzichten. Du darfst natürlich ab und zu eine Ausnahme machen und eine Cola trinken, wenn du Lust darauf hast. In der Fastenphase solltest du jedoch vollkommen auf Milchkaffee, Säfte, Smoothies und Shakes verzichten.

Tipps für Anfänger

Als Anfänger wird es dir vermutlich schwer fallen, 16 Stunden am Stück zu fasten. Da dies ein langes Zeitfenster ist, wird dein Körper Schwierigkeiten haben, sich sofort an den neuen Rhythmus anzupassen. Sei deshalb nicht zu streng zu dir und überfordere deinen Körper nicht. Es ist ratsam, mit einer Essensphase von 10 Stunden und einer Fastenzeit von 14 Stunden zu beginnen. Sobald es dir gelingt, ohne Mühe 14 Stunden nichts zu essen, kannst in kürzere Zeitfenster wechseln. Verenge diese, bis du die Fastenzeit auf 16 Stunden verlängert hast und nun während acht Stunden essen kannst. Indem du das Intervallfasten langsam in deinen Alltag integriert hast, wird dein Körper die Umstellung viel leichter ertragen. Dennoch ist der Körper manchmal überfordert. Wenn du den Abstand zwischen Mahlzeiten verlängerst, muss der Körper alternative Energiereserven mobilisieren. Da wir heutzutage ständig auf Nahrung zugreifen können, ist es der Körper nicht mehr gewohnt, mehrere Stunden ohne von außen zugeführte Energie zu funktionieren. Diese Überforderung kann sich durch Symptome wie Müdigkeit, Kopfschmerzen oder Heißhungerattacken äußern, wobei es sich um Anzeichen einer

Unterzuckerung handeln kann. Es ist wichtig, dass du dabei auf deinen Körper hörst. Wenn dir in den ersten Tagen schwindlig wird oder andere Nebenwirkungen auftreten, achte auf die Warnzeichen und iss etwas. Praktiziere zudem lieber etwas länger die 14:10-Methode, um deinen Körper nicht zu überfordern. Beginne am besten damit, indem du täglich drei Mahlzeiten einnimmst und auf Zwischenmahlzeiten sowie Snacks verzichtest. Um dich an den 16:8-Rhythmus heranzutasten, nimm die letzte Mahlzeit um 20 Uhr ein und frühstücke am nächsten Morgen nicht vor 8 Uhr. Wenn du merkst, dass du den Rhythmus problemlos aushältst, erhöhe die Fastenzeit von 12 auf 14 Stunden. Der letzte Schritt besteht darin, die drei Mahlzeiten innerhalb von acht Stunden einzunehmen. Verteile sie auf diesen Zeitraum. Probiere dabei unterschiedliche Abstände aus, bis du die optimalen Zeitspannen gefunden hast.

Wie funktioniert die 5:2-Methode?

Die 5:2-Methode gehört ebenfalls zu den beliebtesten Fastenmethoden. Der Grundgedanke des 5:2-Intervallfastens ist, dass der Körper Fastenphasen benötigt, um gesund zu sein. Das Ziel dieser Methode ist es, dass der Körper lernt, von seinen Reserven zu leben. Dabei sollte die Fastenzeit zeitlich begrenzt sein, damit der Körper nicht auf Sparflamme schaltet und statt Fett Muskelmasse abbaut. Daher sieht die 5:2-Methode vor, dass an fünf Tagen in der Woche gegessen werden darf und an zwei Tagen gefastet wird. Dabei kannst du frei wählen, an welchen Tagen du fasten möchtest. Du kannst entweder an zwei Tagen nacheinander fasten oder die Fastentage nach Wunsch im Wochenplan platzieren und zum Beispiel am Dienstag und dann wieder am Freitag fasten. Dies verleiht dir Flexibilität im Alltag. An den fünf Tagen darfst du essen, was du möchtest. Auch hier gilt jedoch, in Maßen zu essen. Du solltest weder mit der Menge noch mit ungesunden und fettigen Speisen übertreiben. Jedoch gibt es keine Nahrungsmittel, auf die du verzichten solltest. Wichtig ist, dass du dich an diesen Tagen ausgewogen ernährst und Nahrungsmittel bevorzugst, die dich sättigen und die keine Erhöhung des Blutzuckers zur Folge haben. An den beiden Fastentagen darfst du zwar essen, jedoch sind für Frauen höchstens 500 Kalorien erlaubt, für Männer maximal 600. Diese können innerhalb von einer Mahlzeit aufgenommen werden. Du hast aber auch die Möglichkeit, zwei Mahlzeiten einzunehmen oder die Kalorien so über den Tag verteilen, dass du den Alltag problemlos bewältigen kannst.

Wie organisiere ich die Woche?

Bei der 5:2-Methode ist es sinnvoll, einen Wochenplan zusammenzustellen. Plane dabei zuerst, an welchen Tagen du fasten möchtest. Wie gesagt müssen es nicht immer die gleichen Wochentage sein. Es empfiehlt sich jedoch, die beiden Fastentage immer gleich zu gestalten, damit sich der Körper an die Fastentage gewöhnt. An fünf Tagen kannst du also wie immer essen. Wenn du normalerweise das Frühstück überspringst, kannst du dies bei der 5:2-Methode ebenfalls tun. Achte jedoch auf eine ausgewogene Ernährung und greife dabei auf ballaststoff- und vitaminreiche Nahrungsmittel zurück. Trage im Wochenplan ein, an welchen Tagen du vorzugsweise fasten möchtest. An den beiden Fastentagen ist schließlich eine genaue Planung erforderlich. Notiere, ob du die 500 beziehungsweise 600 Kalorien innerhalb von einer Mahlzeit aufnehmen möchtest oder ob du die Kalorien auf zwei Mahlzeiten verteilen wirst. Am Anfang ist es sicherlich einfacher, zwei Mahlzeiten einzunehmen. Wenn du später merkst, dass du mit einer einzigen größeren Mahlzeit besser zurechtkommst, kannst du den Plan entsprechend anpassen. Dabei kann der Tagesplan folgendermaßen aussehen:

8-12 Uhr: Trinke einen schwarzen Kaffee oder eine Tasse Tee.

12 Uhr: Nimm deine erste Mahlzeit ein. Hierbei empfehlen sich proteinhaltige Lebensmittel sowie ein hoher Anteil an Ballaststoffen. Dies kann beispielsweise eine Scheibe Schinken und zwei gekochte Eier sein.

12-18 Uhr: Trinke einen weiteren Kaffee oder Tee.

18.00 Uhr: Bereite deine zweite Mahlzeit vor. Halte die Portion klein. Du kannst zum Beispiel gegrillten Fisch mit gedünstetem Gemüse essen.

Welche Nahrungsmittel und Zutaten sind erlaubt und welche sind besonders geeignet?

An den fünf Tagen, an denen du normal isst, solltest du besonders ballaststoff- und vitaminreiche sowie kohlenhydratarme Lebensmittel essen. Dazu gehören fettarme Fleischprodukte, fettreiche Fischsorten, Eier, Vollkornteigwaren, Kartoffeln, Hülsenfrüchte, Gemüse, Kartoffeln, Nüsse sowie gesunde Fette wie Olivenöl.

An den beiden Fastentagen sollten insbesondere proteinhaltige Nahrungsmittel und viele Ballaststoffe zu sich genommen werden. Proteine sind besonders wichtig, damit der Körper an den Fastentagen keine Muskeln abbaut und damit der Grundumsatz nicht sinkt. Denn dadurch verbrauchst du an den Fastentagen weniger Energie, nimmst aber schnell wieder zu. Du solltest du viel frische Lebensmittel wie Gemüse zu dir nehmen. Zudem ist Obst in kleinen Mengen empfehlenswert. Weiter sollte an den Fastentagen möglichst viel Wasser getrunken werden, wobei auch ungesüßter Tee geeignet ist. Hingegen sollten an den beiden Tagen kohlenhydratreiche Lebensmittel gemieden werden. Vermeide an den Fastentagen Brot, Teigwaren, Reis und Kartoffeln. Weiter solltest du Süßes und alkoholhaltige Getränke meiden. Folgende Nahrungsmittel und Zutaten sind besonders geeignet:

Proteine: Fisch, mageres Fleisch, Hülsenfrüchte, Eier, diverse Nüsse wie Haselnüsse, Walnüsse, Cashewnüsse, Mandeln, verschiedene Kerne wie Sonnenblumenkerne oder Kürbiskerne
Milchprodukte: Fettarme Produkte wie Milch, Joghurt, Quark

Gemüse: Frisches oder tiefgefrorenes Gemüse mit geringem Zuckeranteil
Gesunde Fette: Olivenöl, Rapsöl, Leinöl
Vollkorngetreide: Haferflocken, Amaranth
Suppen: Zwiebelsuppe, Gemüsesuppe, Tomatensuppe
Obst: Apfel, Banane, Birne

Tipps für Anfänger

Besonders für Anfänger können die beiden Fastentage schwierig sein, da die Kalorienzufuhr stark reduziert wird. Wie bei der 16:8-Methode dauert es ein wenig, bis sich der Körper an die neue Ernährungsweise gewöhnt hat. Es gibt jedoch Einiges, das du beachten kannst, um die Fastentage leichter zu ertragen. Versuche, so früh wie möglich herauszufinden, ob du eine oder mehrere Mahlzeiten einnehmen willst. Falls es dir leichter fällt, zweimal am Tag zu essen, notiere dies schon früh in deinem Wochenplan. Beachte jedoch, dass du nicht mehr als 500 beziehungsweise 600 Kalorien aufnehmen sollst. Es ist besonders wichtig, dass du an den beiden Fastentagen keine Ausnahmen machst. Die erlaubten Lebensmittel verhindern Heißhungerattacken während der Fastentage. Wenn du nach einer Mahlzeit trotzdem Hunger hast, trinke Wasser, Tee oder einen Kaffee. Achte generell auf eine ausreichende Flüssigkeitszufuhr. Es ist wichtig, dass du viel Wasser trinkst, um dich hydriert zu halten. Es empfiehlt sich, auch viel Tee zu trinken. Wenn du dich für zwei Mahlzeiten entschieden hast, solltest du dich nach der ersten Mahlzeit ein wenig bewegen, um der Verdauung zu helfen. Mache einen Spaziergang oder fahre Rad. Belaste deinen

Körper jedoch nicht zu stark. Lass ihm Zeit, bis er sich an den neuen Rhythmus gewöhnt hat.

Auch bei den fünf Tagen, an denen du normal isst, ist Einiges von Bedeutung. Nebst ausgewogenen Mahlzeiten ist es wichtig, dass du an diesen Tagen weiterhin normal isst. Iss keine großen Portionen, denn dadurch verhinderst du die positive Wirkung des Intervallfastens. Wähle die Tage zum Fasten so aus, dass du sicherstellen kannst, wenig Stress und ausreichend Zeit für längere Ruhephasen zu haben.

Welche Methode passt besser zu mir?

Welche Methode besser für dich geeignet ist, hängt von deinem Essverhalten sowie von deinem Lebensstil ab. Um die richtige Methode für dich zu finden, solltest du dir als erstes Gedanken zu deinen Ernährungsgewohnheiten machen. Überlege dir, welche Mahlzeit dir besonders wichtig ist beziehungsweise welche Mahlzeit du als Hauptmahlzeit siehst. Kommst du morgens ohne Frühstück nicht richtig in Schwung oder sehnst du dich abends nach einer üppigen Mahlzeit? Weiter solltest du darüber nachdenken, wann du besonders hungrig bist und wann du am liebsten isst. Nachdem du deine Essgewohnheiten analysiert hast, kannst du dir Fragen zu deinem Alltag stellen. Notiere, wann du aufstehst und wann du abends ins Bett gehst. Überlege dir, wie strukturiert der Tagesablauf ist und von welchen Routinen dein Leben bestimmt ist. Wenn du nun die gewonnenen Erkenntnisse summierst, kannst du schon ahnen, welche Methode besser zu dir passt.

Bei beiden Methoden gibt es wenige Regeln, die befolgt werden sollten. Diese sind jedoch einfach umsetzbar, wodurch das Intervallfasten den Alltag nicht einschränkt. Mit der 16:8-Methode bist du besonders flexibel und kannst die Essens- und Fastenphasen jeweils an

Änderungen im Alltag anpassen. Wenn du zum Beispiel am Abend zu einem Geburtstagsessen eingeladen wirst, kannst du später frühstücken als sonst und wirst trotzdem im 8-stündigen Zeitfenster bleiben. Wenn du zudem berufstätig bist und acht Stunden am Tag arbeitest, kannst du die 16:8-Methode sehr gut in deinen Tag integrieren. Dabei kannst du auch die Sporteinheiten an deinen Arbeitstag anpassen und etwa vor und nach der Arbeit eine Trainingseinheit absolvieren. Die 5:2-Methode hat jedoch den Vorteil, dass du auch an einem stressigen Arbeitstag nicht leicht aus dem Gleichgewicht gerätst. Wenn deine Arbeitswoche anstrengend ist und du zu erschöpft bist, um zu fasten, kannst du von Montag bis Freitag normal essen und die beiden Fastentage auf das Wochenende verlegen. An diesen Tagen kannst du nicht nur länger schlafen und hast dadurch weniger Hunger, du kannst jeweils auch bestimmen, ob du eine größere oder zwei kleinere Mahlzeiten einnimmst und musst nicht befürchten, zu wenig Energie für den Tag hast. Dadurch musst du dir in einer stressigen Arbeitswoche keine Gedanken darüber machen, wie spät es ist und ob du noch essen darfst, und kannst am Wochenende in aller Ruhe deine kalorienarmen Lieblingsgerichte zubereiten. Jedoch müssen beim 5:2-Intervallfasten an den Fastentagen die Kalorien gezählt werden, was dir unter Umständen Mühe bereiten kann. Wenn du dir einen unkomplizierten und stressfreien Alltag wünschst, kann die 16:8-Methode besser zu dir passen.

Worauf sollte beim Intervallfasten geachtet werden?

Da unser Körper evolutionär bedingt besonders gut an den Wechsel zwischen Phasen der Nahrungsaufnahme und Fastenphasen angepasst ist, ist das Intervallfasten die natürlichste Ernährungsweise. Diese Natürlichkeit der Methode ermöglicht uns, ohne große Umstellungen und Verzicht auf bestimmte Nahrung abzunehmen. Obwohl das Intervallfasten eine besonders einfache Ernährungsform ist, gibt es dennoch Dinge, die die Effektivität der Methode beeinträchtigen können. Da es sich dabei meistens um Fehler handelt, die du bei der Ausübung von Intervallfasten machst, kannst du diese auch einfach vermeiden, wenn du dir dieser bewusst bist. Du kannst beim Intervallfasten nur einen Fehler machen, aber es können auch mehrere falsche Einstellungen oder Gewohnheiten sein, die das Abnehmen verhindern. Es ist jedoch auch möglich, dass du alles richtig machst und dich dennoch nicht gut fühlst. Dabei handelt es sich um Nebenwirkungen von Intervallfasten. Am Anfang ist es normal, dass du kleinere oder größere Beschwerden hast, bis sich dein Körper an die neue Ernährungsweise gewöhnt hat. Daher ist es sinnvoll, die möglichen Nebenwirkungen zu kennen, um bei dem Auftreten von Beschwerden nicht in Panik zu geraten. In wenigen Fällen halten die Beschwerden jedoch an. Dies ist dann der Fall, wenn gewisse

Vorerkrankungen bestehen. In solchen Fällen sollte vom Intervallfasten abgesehen werden. Daher ist diese Ernährungsform nicht für alle gleichermaßen geeignet.

Die häufigsten Fehler beim Intervallfasten

Intervallfasten gilt als besonders einfache und effektive Methode zum Abnehmen. Deshalb ist es umso frustrierender, wenn du nicht abnimmst, obwohl du die Regeln des Intervallfastens befolgst. Es gibt jedoch mehrere Gründe, warum es mit dem Abnehmen nicht klappt. Vielfach handelt es sich dabei um Gewohnheiten, die ganz einfach geändert werden können. Sobald dir bewusst wird, was dich am Erfolg hindert, kannst du die entsprechenden Einstellungen und Gewohnheiten ändern. Indem du die Fehler kennst, kannst du sie auch ganz einfach vermeiden.

Du bist ungeduldig

Da es sich beim Intervallfasten um eine effektive Abnehmmethode handelt, erwartest du möglicherweise, dass der gewünschte Abnehmeffekt schon sehr bald eintritt. Obwohl Intervallfasten keine extreme Umgewöhnung erfordert, muss sich dein Körper dennoch erst umstellen und sich an die neue Ernährungsweise gewöhnen. Aus diesem Grund ist es nicht möglich, dass du bereits in den ersten Tagen abnimmst. Es ist wichtig, dass du dies im Kopf hast, damit du nicht bereits nach wenigen Tagen enttäuscht bist, weil du noch nicht abgenommen hast. Wenn du zu hohe Erwartungen hast, wirst du möglicherweise dazu neigen, zu schnell aufzugeben. Setze dir deshalb nicht schon von Beginn an hohe Ziele. Die ersten beiden Wochen können schwierig sein, doch danach wirst du schon erste Abnehmerfolge verzeichnen können. Geduld lohnt sich also.

Die ausgewählte Variante passt nicht zu deinem Lebensstil

Da sich die Varianten von Intervallfasten stark voneinander unterscheiden, gilt es, die passende Variante zu wählen. Während manche mit der 5:2-Variante besonderes gute Ergebnisse erzielen, eignet sich das 16:8-Intervallfasten für andere besser. Achte dabei besonders auf deinen Lebensstil. Wenn der Rhythmus des Intervallfastens zu stark von deinem Alltag abweicht und du die Variante nur mit Mühe umsetzen kannst, passt diese nicht zu deinem Lebensstil. Indem du die falsche Variante auswählst, wirst du weniger motiviert sein und die Ergebnisse werden entsprechend schlecht aus. Wenn dir zum Beispiel das Frühstück nicht wichtig ist, eignet sich das 16:8-Intervallfasten für dich. Dabei kannst du das Frühstück überspringen und beispielsweise von 11 bis 19 Uhr essen. Wenn du aber gerne auch später am Abend isst, dann eignet sich diese Variante nicht für dich. Auch das 5:2-Intervallfasten kann sich zu stark mit dem Lebensstil kreuzen. Wenn du einen stressigen Arbeitsalltag hast und am Wochenende sehr aktiv bist und zum Beispiel gerne joggst, wanderst oder ein anderes Hobby ausübst, mit dem du deinen Körper zu sehr beanspruchst, braucht dieser während der ganzen Woche viel Energie. In diesem Fall eignet sich die 16:8-Methode besser, da du regelmäßig isst und dadurch stets auf der Höhe bist.

Du isst zu viel oder zu wenig

Auch beim Intervallfasten gilt es, das richtige Maß zu finden. Wenn du zu viel isst, wirst du auch bei dieser Methode zunehmen. Wie bei allen anderen Ernährungsweisen ist beim Intervallfasten die Energiebilanz von Bedeutung. Wenn diese positiv ist, weil du mehr isst, als du verbrauchst, nimmst du zu. Daher solltest du auf die tägliche Kalorienzufuhr achten. Es gibt zwar keine Einschränkungen, aber dennoch solltest du vor allem abends nicht zu viele Kohlenhydrate aufnehmen und besonders so gut es geht auf Zucker verzichten, um den Insulinspiegel niedrig zu halten und abzunehmen. Du wirst aber auch keinen Abnehmerfolg verzeichnen können, wenn du zu wenig isst. In diesem Fall verhält es sich wie bei allen Diäten. Der Stoffwechsel wird heruntergefahren, wobei der Körper auf Sparflamme schaltet und Muskelmasse abbaut. Wenn du bald darauf wieder normal isst, kannst du den JoJo-Effekt kaum umgehen, wobei du wieder zunehmen wirst.

Du greifst zu ungesunden Lebensmitteln

Während du beim Intervallfasten im Gegensatz zu anderen Ernährungsweisen sündigen darfst, ist diese Ernährungsform dennoch so konzipiert, dass du dich gesund ernährst. Auch hier hängt der Abnehmerfolg davon ab, wie ausgewogen deine Ernährung ist. Du darfst also Süßigkeiten wie Schokolade, Kuchen oder Eis essen. Auch Snacks wie Chips oder Knabbergebäck sind erlaubt. Beim Intervallfasten musst du zudem weder auf Pizza noch auf Hamburger und Pommes verzichten. Dennoch sollten diese Nahrungsmittel nicht zur Gewohnheit werden. Sie sind nicht nur fettig, sondern enthalten auch viele Kohlenhydrate, wodurch der Insulinspiegel ständig erhöht ist. Dies erhöht nicht nur das Risiko für diverse Erkrankungen, sondern hindert dich auch am Abnehmen. Wenn du also täglich verarbeitete, stark zuckerhaltige oder extrem Lebensmittel isst, wirst du nicht vom Intervallfasten profitieren können.

Du bewegst dich nicht genug

Bewegung ist besonders gesund und ist daher auch ein integraler Bestandteil der Methode des Intervallfastens. Beim Intervallfasten solltest du dich täglich etwa 30 Minuten lang bewegen. Wenn du dich nicht genug bewegst, wird der Abnehmerfolg ausbleiben. Während der Fastenzeit ist der Körper unterversorgt und schaltet aufgrund dessen auf Sparflamme. Wenn du dich dabei nicht genügend bewegst, wird der Körper anstelle von Fett Muskeln abbauen. Bewegung kurbelt die Fettverbrennung an und wirkt zudem appetithemmend. Versuche daher, dich täglich zu bewegen, am besten im Freien. Dabei musst du keine strengen Trainingseinheiten absolvieren. Es genügt, wenn du einen Spaziergang machst, Fahrrad fährst oder Yoga machst.

Du schläfst nicht genug

Neben ausreichender Bewegung gehört Schlaf zu besonders wichtigen Voraussetzungen für den Abnehmerfolg. Wenn du auf Dauer wenig schläfst, hast du ein erhöhtes Risiko, übergewichtig zu werden. Dadurch steigt die Insulinempfindlichkeit, du hast mehr Hunger und wenn du diesem nachgibt, nimmst du mehr Kalorien auf. Laut diversen Studien ist der Kalorienbedarf höher, wenn man übermüdet ist. Wer zu wenig schläft, isst am folgenden Tag viel mehr als sonst, um das Energiedefizit auszugleichen. Zudem gerät das Belohnungssystem aus dem Gleichgewicht, wenn man zu wenig schläft und als Folge davon übermüdet ist. Dadurch steigt der Drang, vor allem Ungesundes wie salzige oder süße Nahrungsmittel zu essen. Damit das Intervallfasten zum gewünschten Abnehmerfolg führt, solltest du mindestens sieben bis acht Stunden schlafen.

Du hast zu viel Stress

Schließlich bleiben die positiven Effekte von Intervallfasten aus, wenn du oft gestresst bist. Wenn du jeden Tag bei der Arbeit oder anderswo gestresst bist, stellt dein Körper vermehrt Cortisol her. Das Hormon führt zu einem Anstieg des Blutzuckerspiegels, wodurch die aufgenommene Energie vermehrt in den Fettreserven eingelagert wird. Dadurch wirst du nicht abnehmen können, obwohl du dich ansonsten an die Regeln des Intervallfastens hältst. Dasselbe gilt, wenn dein Körper täglich an seine Grenzen stößt. Daher solltest du nicht nur Situationen meiden, die dich psychisch stressen, sondern auch deinen Körper nicht zu stark beanspruchen. Während Bewegung gesund ist und dir beim Abnehmen helfen wird, wirkt sich exzessives Trainieren und zu anstrengender Sport kontraproduktiv aus.

Welche Nebenwirkungen können auftreten?

Das Intervallfasten ist grundsätzlich eine sichere und unproblematische Abnehmmethode, da sie keinen Verzicht auf bestimmte wichtige Nahrungsmittel beinhaltet und der Körper dadurch regelmäßig mit allen wichtigen Nährstoffen versorgt wird. Es ist dennoch möglich, dass vor allem am Anfang, aber auch später Nebenwirkungen auftreten. Wenn du mit dem Intervallfasten beginnst, dauert es ein wenig, bis sich dein Körper an den neuen Rhythmus gewöhnt hat. Während dieser Zeit kommt es oft zu Müdigkeitserscheinungen und Erschöpfung. Zudem ist ständiger Hunger eine häufige Nebenwirkung in der Eingewöhnungsphase. Dieser legt sich jedoch, sobald sich der Körper daran angepasst hat, von seinen Fettreserven zu leben. In der ersten Phase können Verdauungsbeschwerden auftreten. Dazu gehören Blähungen, Verstopfungen und Sodbrennen.

Wenn sich dein Körper an die neue Ernährungsweise gewöhnt hat, können weiterhin Probleme auftreten. Diese treten vor allem in der Fastenphase auf. So erhöht sich während der Fastenzeit die Ausschüttung von Stresshormonen. Während dies zwar Entzündungen hemmt, wird es zum Nachteil, wenn sich der Körper bereits im gestressten Zustand befindet. Weitere Folgen können Rastlosigkeit, Schwitzen und Zittern sein. Weiterhin kann es sein, dass du während der Fastenzeit frierst. Dies ist auf den niedrigen Blutdruck zurückzuführen. Obwohl sich niedriger Blutdruck positiv auf die Lebenserwartung auswirkt, kann es dabei neben Frieren auch zu Schwindel kommen. Wenn der Blutdruck zu niedrig ist, ist zudem deine körperliche Leistungsfähigkeit eingeschränkt, so dass du beim Sport nicht 100% geben kannst. Wenn du viel Sport treibst, solltest du nicht mehr als drei Tage in der Woche fasten. Zu häufiges Fasten kann dabei zu Proteinmangel führen. Es kann auch sein, dass dein Körper nicht ausreichend Proteine aufnimmt, um neue Muskeln aufzubauen. Im schlimmsten Fall kann es bei zu häufigem Fasten zum Muskelabbau kommen. Zu den Nebenwirkungen kommen auch praktische Probleme hinzu. Ein praktisches Alltagsproblem ist, dass du in der Fastenphase weniger spontan und flexibel sein kannst. So kannst du keine spontanen Essenseinladungen annehmen oder musst bei der Arbeit auf den mitgebrachten Geburtstagskuchen von Kollegen verzichten.

Schließlich können auch in der Essensphase diverse Nebenwirkungen eintreten. Wenn du unmittelbar nach der Fastenphase größere Nahrungsmengen aufnimmst, wirkt sich dies äußerst negativ auf deinen Körper aus und belastet insbesondere das Herz sehr. Wenn du zudem die Regeln für die Essenszeiten nicht befolgst, kann es zu Heißhungerattacken kommen, in denen du unkontrolliert oder ungesund isst und dadurch alle positiven Effekte von Intervallfasten zunichte machst.

Für wen ist Intervallfasten nicht geeignet?

Evolutionsbedingt ist der menschliche Organismus optimal an den regelmäßigen Wechsel zwischen Essens- und Fastenphasen angepasst. Dadurch kann das Intervallfasten grundsätzlich jedem empfohlen werden. Diese Ernährungsweise ist dennoch nicht für alle geeignet. Dazu gehören einerseits Kinder, die sich im Wachstum befinden, stark untergewichtige Menschen und Schwangere sowie Stillende. Diese haben allesamt einen erhöhten Bedarf an Nährstoffen, weshalb ihnen vom Fasten komplett abgeraten wird. Diese Personen können natürlich manchmal eine Mahlzeit auslassen und nur dann essen, wenn sie hungrig sind. Dennoch sollten sie auf ihr Körpergefühl achten und Hunger nicht mit Absicht hinauszögern.

Auch bei Vorerkrankungen ist Vorsicht geboten. Personen mit gewissen hormonellen, kardiovaskulären oder metabolischen

Vorerkrankungen sollten mit einer Fachperson sprechen, bevor sie mit dem Intervallfasten beginnen. Es ist möglich, dass sie die eingenommenen Medikamente in der Menge anpassen müssen, da das Intervallfasten hohen Blutdruck senken und die Insulinsensitivität verbessern kann. Dies darf nur nach Absprache mit dem Arzt geschehen. Intervallfasten kann insbesondere bei Personen mit niedrigem Blutdruck, Stoffwechselerkrankungen, chronischen Beschwerden wie Leber-, Schilddrüsen- und Nierenbeschwerden sowie Krebserkrankung problematisch sein. Deshalb sollte vor Beginn unbedingt Rücksprache mit einer Fachperson gehalten werden. Besonders problematisch beziehungsweise ungeeignet ist das Intervallfasten für Typ 1-Diabetiker und generell Personen, die auf blutzuckerregulierende Medikamente angewiesen sind. Bei diesen Personen besteht die Gefahr, dass die Blutzuckerwerte derart sinken können, dass dies lebensbedrohlich für den Körper ist.

Tipps und Tricks

Wie du dir das Intervallfasten erleichtern kannst

Damit du mithilfe von Intervallfasten abnehmen kannst, gilt es, eine Methode auszuwählen und die entsprechenden Regeln zu befolgen. Um von den positiven Effekten von Intervallfasten profitieren zu können, solltest du dabei einige Dinge beachten. Du kannst bestimmte Ratschläge aktiv umsetzen, um den bestmöglichen Erfolg zu erzielen, wie zum Beispiel, ausreichend trinken und vor dem Essen Sport treiben. Jedoch gibt es auch Dinge, die du unterlassen solltest, wenn du von der Ernährungsweise profitieren möchtest. Dazu gehört der Verzicht auf Nahrung und Kaffee zu später Stunde. Schließlich gibt es Lebensmittel, die appetithemmend wirken und die leicht in eine Mahlzeit integriert werden können. Mit diesen Tipps ist ein gesundes Abnehmen garantiert.

Lass dir beim Essen Zeit

Obwohl du nach der Fastenphase hungrig sein wirst, solltest du die erste Mahlzeit nicht zu schnell einnehmen. Es ist wichtig, dass du dir beim Essen Zeit lässt und die Mahlzeit genießt. Die erste Speise nach der Fastenphase schmeckt nicht nur besonders gut, das langsame und bewusste Essen ist auch sehr wichtig, damit du deinen Körper nach der Fastenphase nicht überforderst. Zudem ist die langsame Nahrungsaufnahme auch besser für die Verdauung und beugt Übergewicht vor. Wenn du zu schnell isst, wirst du oftmals über dein Hungergefühl hinaus essen. Wenn du deine Mahlzeiten aber gemächlich einnimmst, bist du eher in der Lage, dein Hungergefühl zu registrieren und aufhören zu essen, wenn du satt bist.

Ernähre dich gesund

Beim Intervallfasten sind auch ungesunde Nahrungsmittel wie Süßigkeiten, Snacks und Schnellgerichte erlaubt. Dennoch solltest du darauf achten, dich gesund zu ernähren, denn dadurch werden die gesundheitsfördernden Effekte dieser Ernährungsform gesteigert. Dadurch fühlst du dich fitter, vitaler und motivierter. Indem dein Körper mit allen notwendigen Nährstoffen und Vitaminen versorgt ist, nimmst du effektiv ab und unterstützt den Abnahmeprozess mit einer Vollwerternährung. Hierbei empfehlen sich besonders unverarbeitete Nahrungsmittel sowie Lebensmittel mit geringem Zuckergehalt. Diese fördern die Fettverbrennung noch weiter und ermöglichen dir, auf eine gesunde Weise abzunehmen und dich dabei fitter und stärker zu fühlen.

Trink genug

Achte unbedingt darauf, dass du genug trinkst. Es ist wichtig, dass du den ganzen Tag genügend trinkst. Damit die tägliche Flüssigkeitsbilanz stimmt, sind etwa zwei Liter Flüssigkeit optimal, am besten Wasser. Ausreichende Flüssigkeitszufuhr ist besonders in der Fastenphase von enormer Wichtigkeit. Trinken beeinflusst nämlich dein Sättigungsgefühl. Indem du viel trinkst, füllt die Flüssigkeit deinen Magen, wodurch du dein Hungergefühl linderst. Wenn du zudem vor dem Essen trinkst, nimmst du bis zu 80 Kalorien weniger auf. Eine hohe Flüssigkeitsaufnahme beugt zudem Kopfschmerzen und

Schwindel vor. Zudem hilft dir das Trinken, hydriert zu bleiben und Schadstoffe aus dem Organismus zu spülen. Während du beim Intervallfasten vor allem Wasser trinken sollst, ist ungesüßter Kräutertee ebenfalls sehr empfehlenswert.

Trainiere auf leeren Magen

Um mit dem Intervallfasten abzunehmen und dabei die Fettverbrennung zu maximieren, ist es besonders empfehlenswert, auf nüchternen Magen zu trainieren. Dies gilt besonders für das 16:8-Intervallfasten. Dabei kannst du morgens vor dem Frühstück joggen, Rad fahren oder ein anderes Training absolvieren. Die Effekte sind besonders positiv, wenn du vor der Sporteinheit nichts isst. Wenn du vor dem Joggen eine Mahlzeit einnimmst, ist der Stoffwechsel doppelt gefordert. Nach dem Essen ist das Fettgewebe darauf konzentriert, auf die aufgenommene Nahrung zu reagieren. Dabei wird der Fettstoffwechsel von Kohlenhydraten eingeschränkt, wodurch du kein Fett verbrennen kannst. Trainierst du aber auf nüchternen Magen, verbrennst du mehr Fettgewebe und nimmst effektiver ab. Überfordere deinen Körper jedoch vor allem Anfang nicht. Gib ihm Zeit, bis er sich an den Rhythmus des Intervallfastens gewöhnt hat.

Verzichte auf Essen vor dem Schlafengehen

Wenn du genug schläfst, wirst du automatisch leichter fasten, da du einen großen Teil der Fastenphase schlicht verschläfst. Mit einem gesunden Schlaf-Wach-Rhythmus kannst du zudem jeden Tag gut in den Tag starten. Dadurch bist du den ganzen Tag motivierter und überstehst die Fastenzeit viel leichter. Es ist besonders wichtig, abends auf fettige Gerichte zu verzichten und direkt vor dem Schlafengehen überhaupt nichts mehr zu essen. Dies bringt den biologischen Rhythmus aus dem Gleichgewicht. Ein voller Magen beeinträchtig die Schlafqualität. Daher ist es sinnvoll, die Fastenzeit spätestens um 21 Uhr zu beginnen.

Trinke abends keinen Kaffee mehr

Kaffee ist ein besonders wichtiger Bestandteil des Intervallfastens, denn er darf nicht nur in der Essenszeit, sondern auch in der Fastenphase konsumiert werden. Jedoch wird Koffein erst spät abgebaut, wobei er in der Regel etwa acht Stunden lang im Organismus bleibt. Wenn du um 23 Uhr ins Bett gehst, solltest du nach 17 Uhr also keinen Kaffee mehr trinken. Andernfalls gerät der biologische Rhythmus durcheinander, was einen großen Einfluss auf den gesamten Tagesrhythmus hat. Wie bereits erwähnt, spielt der Schlaf-Wach-Rhythmus eine wichtige Rolle beim Intervallfasten. Ein regelmäßiger Tagesablauf ermöglicht deinem Körper, dass er sich allmählich auf die verlängerte Fastenphase einstellt. Wenn du zu spät am Abend Kaffee trinkst und dein biologischer Rhythmus dadurch aus dem Gleichgewicht gerät, wirst du am nächsten Tag viel mehr Mühe haben, die Fastenphase zu überstehen.

Ruhe dich an den Fastentagen aus

Vermeide an den Fastentagen hohe Belastungen wie Sport oder andere anstrengende Tätigkeiten. Dies ist besonders bei dem 5:2-Intervallfasten von Bedeutung. Zu hohe Belastung kann Probleme mit dem Kreislauf und andere Beschwerden verursachen. Daher ist es wichtig, dass du deinem Körper an den Fastentagen Ruhe gönnst. Schwerere Belastung für deinen Körper sollte bei der 5:2-Methode nur an den Tagen stattfinden, an denen du normal isst, denn der Körper benötigt viel Energie, um Anstrengungen zu bewältigen und sich von diesen richtig zu erholen. Dies bedeutet jedoch nicht, dass du an den Fastentagen vollkommen auf Bewegung verzichten musst. Es ist ratsam, an diesen Tagen spazieren zu gehen, zu schwimmen oder Yoga zu machen.

Sorge für den richtigen Abstand zwischen deinen Mahlzeiten

Um schnell und gesund abzunehmen, sollten beim Intervallfasten Zwischenmahlzeiten in Form von Snacks gegessen werden. Diese verhindern Fortschritte beim Abnehmen, indem sie die Fettverbrennung stark beeinträchtigen. Achte deshalb darauf, dass die Mahlzeiten ausgewogen sind und dass du danach möglichst lange satt bleibst. Es ist ideal, zwischen den Mahlzeiten einen Abstand von vier Stunden oder mehr einzuplanen. Dies ist die Zeit, während der du nach einer Mahlzeit satt sein solltest. Durch Zwischenmahlzeiten und Snacks nimmst du mehr Nahrung ein als nötig, wodurch die Kohlenhydrate in Form von Zucker ins Blut übergehen. Als Folge davon steigt der Blutzuckerspiegel. Wenn dieser hoch ist, wird die Fettverbrennung angehalten. Um jedoch effizient Fett zu verbrennen und dadurch abzunehmen, sollte der Blutzuckerspiegel stets niedrig gehalten werden. Dies ist nur möglich, wenn du zwischen den Mahlzeiten ein Zeitfenster festlegst, indem du keine Snacks isst.

Greife auf natürliche Appetitzügler zurück

Um zu verhindern, dass du nach dem Essen kurz nach einer Mahlzeit wieder Hunger hast, solltest du in erster Linie ausgewogen essen. Einige Lebensmittel sind dabei besonders geeignet, denn sie wirken wie Appetitzügler. Diese dämpfen den Hunger, indem sie auf das Hungerzentrum einwirken und beugen dadurch Hungerattacken vor. Daher kannst du diese Nahrungsmittel in deine Mahlzeiten integrieren und wirst danach keinen Hunger haben. Chili und Ingwer sind besonders geeignet, denn sie regen die Fettverbrennung und den Stoffwechsel an. Avocados und Hülsenfrüchte erzeugen ein besonders starkes und lang anhaltendes Sättigungsgefühl. Auch Obst wie Äpfel und Zitrone sorgen für ein längeres Sättigungsgefühl. Schließlich gehören Vanille und Pfefferminze zu besonders effektiven natürlichen Appetitzüglern. Bei diesen Zutaten reicht zudem bereits der Geruch aus, um von den positiven Wirkungen auf die Psyche zu profitieren. So wird beim Geruch von Vanille das Glückshormon Serotonin ausgeschüttet, während die ätherischen Öle in der Pfefferminze eine beruhigende Wirkung haben.

Ernährungsplan für das 16:8-Intervallfasten

Der Ernährungsplan für die 16:8-Methode beinhaltet drei Mahlzeiten pro Tag. Auch zwei kleine Zwischenmahlzeiten sind eingeplant. Damit du schnell und effektiv abnimmst, sollte die tägliche Energiezufuhr ungefähr 1500 Kalorien pro Tag betragen. Dieser Plan hilft dir dabei, deinen Tag so zu organisieren, dass du dich ausgewogen und gesund ernährst und dennoch auf nichts verzichten musst. Dabei kannst du entweder das Frühstück überspringen oder auf das Abendessen verzichten. Bei diesem Plan wird das Frühstück übersprungen. Du kannst natürlich auch das Abendessen auslassen. Wichtig ist, dass du dabei an acht Stunden isst und 16 Stunden fastest.

Wochenplan 16:8-Intervallfasten:

-Montag

Frühstück: Wasser, Kaffee, Tee
Mittagessen: Hirse-Fenchel-Salat mit Granatapfel
Abendessen: Vegetarische Tofu-Pfanne mit Pilzmischung
Kleiner Snack: Gurken-Melonen-Getränk

-Dienstag

Frühstück: Wasser, Kaffee, Tee
Mittagessen: Blumenkohl-Garnelen Salat mit Paprika
Abendessen: Gedünstetes Pangasius Filet mit Limette und Petersilie
Kleiner Snack: Russische Eier

-Mittwoch

Frühstück: Wasser, Kaffee, Tee
Mittagessen: Nudel-Gurken-Salat
Abendessen: Würzige Schweinefilets mit Paprika und Couscous
Kleiner Snack: Granatapfel-Smoothie

-Donnerstag

Frühstück: Wasser, Kaffee, Tee
Mittagessen: Kartoffelsalat mit Kräutern
Abendessen: Zucchini-Nudeln mit Pinienkernen und Radicchio
Kleiner Snack: Melonen-Spinat-Drink

-Freitag

Frühstück: Wasser, Kaffee, Tee
Mittagessen: Reispfanne mit Avocado und Gurke

Abendessen: Kokos-Curry mit Blumenkohl
Kleiner Snack: Pfirsich-Joghurt-Getränk mit Kokosmilch

-Samstag

Frühstück: Wasser, Kaffee, Tee
Mittagessen: Lachs mit cremiger Avocado-Sauce und Tomaten
Abendessen: Lachs mit cremiger Avocado-Sauce und Tomaten
Kleiner Snack: Riegel Zartbitterschokolade

-Sonntag

Frühstück: Wasser, Kaffee, Tee
Mittagessen: Zucchini mit Joghurt-Dip
Abendessen: Hähnchenbrust mit Reis
Kleiner Snack: Kokos-Bananen-Drink

Ernährungsplan für die 5:2-Methode

Um einen schnellen und effektiven Gewichtsverlust zu erreichen, reicht es, an zwei Tagen in der Woche zu fasten. Bei der 5:2-Methode kannst du an fünf Tagen ohne jegliche Einschränkungen essen. Einzig die ausreichende Proteinzufuhr sollte gewährleistet werden, damit dein Körper an den Fastentagen keine Muskeln abbaut. An zwei Tagen fastest du, um deinen Körper zu reinigen. Während an den fünf Tagen die tägliche Kalorienzufuhr etwa 1500 Kalorien betragen sollte, sind für diese Tage je drei Mahlzeiten und zwei kleine Zwischenmahlzeiten eingeplant. An den beiden Fastentagen kannst du zwei Mahlzeiten und einen Snack einnehmen. An diesen Tagen nimmst du höchstens 500 beziehungsweise 600 Kalorien auf. Dieser Ernährungsplan ermöglicht dir, für die ganze Woche zu planen.

Wochenplan 5:2-Intervallfasten:

-Montag

Frühstück: Basilikum-Omelett mit Tomaten
Mittagessen: Bohnen-Eintopf mit Avocado
Abendessen: Gefüllte Paprika mit Hähnchenfleisch
Kleiner Snack: Apfel-Nuss-Schnitte

-Dienstag

Frühstück: Bananen-Pfannkuchen mit Apfel und Zimt
Mittagessen: Blumenkohlpüree mit Kartoffeln
Abendessen: Quinoa mit buntem Gemüse
Kleiner Snack: Bunter Salat

-Mittwoch

Frühstück: Müsli mit Apfel und Zimt
Mittagessen: Kürbis-Linsen-Salat mit Käse
Abendessen: Fischfilet mit Artischocken
Kleiner Snack: Kalte Gazpacho-Suppe

-Donnerstag

Frühstück: Früchtequark
Mittagessen: Karotten-Nudeln mit Tomaten
Abendessen: Hähnchensalat mit Lauch
Kleiner Snack: Quark mit Kardamom und Zitrone

-Freitag

Frühstück: Omelett mit Kartoffeln und Mais
Mittagessen: Schweinsgeschnetzeltes mit Pilzen
Abendessen: Linsenmedaillons mit Joghurt-Dip
Kleiner Snack: Kleiner Obstsalat

-Samstag (Fastentag)

Frühstück: Wasser, Kaffee, Tee
Mittagessen: Französische Zwiebelsuppe mit überbackenen Käse-Croutons
Abendessen: Gedünstetes Hähnchen mit Brokkoli
Kleiner Snack: Wasser, Kaffee, Tee

-Sonntag (Fastentag)

Frühstück: Wasser, Kaffee, Tee
Mittagessen: Scharfe Süßkartoffel-Kokos-Suppe
Abendessen: Asiatischer Krautsalat mit Hühnchen
Kleiner Snack: Wasser, Kaffee, Tee

Einfache und köstliche Rezepte für jeden Tag

Frühstücks-Ideen

Basilikum-Omelett mit Tomaten

Zutaten:

- 2 Eier
- 200 g Tomaten
- 1 Stiel Basilikum
- 2 EL Olivenöl
- Salz
- 20 g Parmesankäse
- Pfeffer

Zubereitung:

Häute die Tomaten. Entkerne sie und schneide sie in grobe Würfel. Wasche das Basilikum und zupfe die Blätter ab.
Erhitze 1 EL Olivenöl in einer Pfanne. Gib die Tomaten zu und würze sie mit Salz. Dünste sie bei mittlerer Hitze 5 Minuten.

Reibe in der Zwischenzeit den Parmesan und verquirle die Eier. Nimm die Tomaten aus der Pfanne und gib sie zu den Eiern. Gib das Basilikum und den Parmesan zu. Schmecke das Ganze mit Salz und Pfeffer ab und mische alles gut.
Erhitze 1 EL Olivenöl in der Pfanne. Gib die Mischung hinein und brate sie bei mittlerer Hitze ca. 3-4 Minuten von beiden Seiten. Wende sie dabei mithilfe eines Tellers.
Bestreue das Omelett mit wenig Parmesan und serviere es warm.

Bananen-Pfannkuchen mit Apfel und Zimt

Zutaten:

- 1 reifere Banane
- 2 Eier
- 1 TL Backpulver
- Zimt
- 2 EL Kokosöl
- 1 Apfel

Zubereitung:

Zerdrücke die Banane mit der Gabel. Rühre die Eier schaumig. Verrühre sie danach mit der Bananen und gib das Backpulver hinzu. Verfeinere die Teigmischung mit Zimt.

Erhitze das Kokosöl in einer Pfanne. Backe darin kleine Pfannkuchen von beiden Seiten goldgelb.

Schneide den Apfel in Scheiben und richte diese zusammen mit den Pfannkuchen an.

Suppen

Französische Zwiebelsuppe mit überbackenen Käse-Croutons

Zutaten:

- 300 Gramm Zwiebel
- 4 TL Olivenöl
- 3 getrocknete Aprikosen
- 600 Ml passierte Tomaten (Passata)
- 2 TL Essig
- 1 Knoblauchzehe
- Frische Thymianblätter
- Salz
- Pfeffer
- 1 Prise Zucker
- 50 Gramm Weichkäse
- 2 Scheiben Vollkornbrot

Zubereitung:

Schneide die Zwiebel in dünne Scheiben. Dünste sie in 3 TL Olivenöl bei mittlerer Hitze 4-5 Minuten an. Schneide die Aprikosen und den Knoblauch in kleine Würfel.

Gib sie zusammen mit den passierten Tomaten, 200 ml Wasser, Essig, und 1 TL Thymianblätter zu den gedünsteten Zwiebeln. Lasse alles zusammen zugedeckt ca. 15 Minuten kochen. Schmecke die Suppe mit Salz, Pfeffer und Zucker ab.

Heize den Backofengrill vor. Würfle den Weichkäse und verrühre ihn mit ½ TL Thymianblätter und 1 TL Olivenöl. Toaste das Vollkornbrot und verteile den Käse auf die beiden Scheiben. Überbacke das Brot mit Käse ca. 1 Minute unter dem Backofengrill.

Serviere die Suppe mit den Croutons.

Scharfe Süßkartoffel-Kokos-Suppe

Zutaten:

- 200 g Süßkartoffeln
- 1 Karotte
- 1 kleine Zwiebel
- 1 kleines Stück frischer Ingwer (1 cm)
- 1 EL Olivenöl
- 100 ml Gemüsebrühe
- 100 ml Milch
- 50 g Dosenmais
- 3 EL Kokosmilch
- Wenig Tabasco
- Salz
- Pfeffer

Zubereitung:

Schäle die Zwiebel und die Karotte und schneide sie in kleine Würfel. Schäle den Ingwer und hacke ihn grob.

Erhitze das Olivenöl in einem Topf und dünste die Zwiebel, die Karotte und den Ingwer darin an.

Schäle die Süßkartoffeln und schneide sie in größere Würfel. Gib sie zu dem Gemüse und dünste sie mit.

Lösche das Gemüse mit der Gemüsebrühe und Milch ab. Lasse die Suppe ca. 10 Minuten zugedeckt köcheln.

Püriere die Suppe stückig und rühre die Kokosmilch unter. Gib Wasser hinzu, bis die Konsistenz stimmt. Würze die Suppe mit Salz und Pfeffer und gib etwas Tabasco hinzu. Richte die Suppe mit Mais an.

Salate

Hirse-Fenchel-Salat mit Granatapfel

Zutaten:

- 100 g Hirse
- 1 Knolle Fenchel
- 75 g Kichererbsen (abgetropft)
- 50 g Rotkohl
- 50 g Frühlingszwiebeln
- 30 g Granatapfel-Kerne
- 20 g Pistazien
- 50 g Babyspinat
- 1 EL Olivenöl

Für das Dressing:

- 2 EL Olivenöl
- 2 EL Tahini
- 3 EL Zitronensaft
- 3 EL Orangensaft
- Salz
- Pfeffer

Zubereitung:

Koche die Hirse vor.

Schneide den Fenchel in dünne Scheiben und rasple den Rotkohl. Erhitze 1 EL Olivenöl in der Pfanne und dünste den Fenchel und den Rotkohl zusammen mit den Kichererbsen an.

Vermische das Olivenöl mit Tahini, Zitronensaft und Orangensaft. Schmecke das Dressing mit Salz und Pfeffer ab. Stelle das Dressing zur Seite.

Schneide die Frühlingszwiebel in kleine Würfel. Röste die Pistazien in einer Pfanne oder im Backofen an. Mische nun alle Zutaten und gieße das Dressing darüber.

Blumenkohl-Garnelen Salat mit Paprika

Zutaten:

- 40 Gramm rote Linsen
- 200 Gramm Blumenkohl
- 1 mittlere Orange
- 2 EL Rotweinessig
- 20 Gramm Ingwer
- 2 Prisen Thymian
- 2 TL Leinöl
- 40 Gramm Lauch
- 150 Gramm Paprika
- 1 Avocado
- 200 Gramm Garnele
- 35 Gramm Radicchio
- Salz
- Pfeffer

Zubereitung:

Gib die Linsen in kochendes Wasser koche sie bei geringer Hitze 13–15 Minuten bissfest. Gib den Blumenkohl hinzu und gare ihn die letzten 5-6 Minuten mit. Tropfe anschließend beides auf einem Sieb ab.

Koche Salzwasser sprudelnd auf. Gib die Garnelen dazu und reduziere die Hitze auf die mittlere Stufe. Nimm den Topf nach 2-3 Minuten vom Herd.

Presse für die Sauce die Hälfte der Orange aus. Reibe den Ingwer klein. Verrühre den Saft gründlich mit Rotweinessig, dem geriebenen Ingwer, Thymian und Leinöl. Schmecke die Sauce mit Salz und Pfeffer ab. Schäle die restliche Orange und schneide sie in Würfel.

Schneide den Lauch in feine Scheiben. Würfle die Avocado. Mische den Lauch und die Avocado mit den Linsen, dem Blumenkohl und Paprika. Serviere sie zusammen mit den Garnelen und Radicchio Blättern und beträufle sie mit der Salatsauce.

Vegetarische Rezepte

Vegetarische Zucchini-Nudeln mit Pinienkernen und Radicchio

Zutaten:

- 400 g Zucchini
- 1 Radicchio
- 20 g Pinienkerne
- 1 Knoblauchzehe
- 2 EL Olivenöl
- ½ Zitrone
- Salz
- Pfeffer

Zubereitung:

Röste die Pinienkerne in einer Pfanne kurz an. Lege sie daraufhin auf einen Teller und lasse sie abkühlen. Wasche den Radicchio und schneide ihn in 1-2 cm breite Streifen.

Schneide die Zucchini mit einem Messer oder einem Spiralschneider in lange, feine Streifen. Würfle den Knoblauch fein. Wasche die Zitrone mit heißem Wasser ab und reibe die Schale ab.

Erhitze die Pfanne, in der du die Pinienkerne geröstet hast und gib 1 EL Olivenöl hinein. Dünste den Knoblauch und den Radicchio darin bei mittlerer Hitze 1-2 Minuten an. Nimm sie vom Herd und gib Zucchini, Zitronensaft und Abrieb sowie 1 EL Olivenöl dazu. Schmecke das Ganze mit Salz und Pfeffer ab. Verziere es mit Pinienkernen und richte es heiß an.

Vegetarische Tofu-Pfanne mit Pilzmischung

Zutaten:

- 200 g Tofu
- 200 g Shitakepilze
- 100 g Champignons
- ½ Zitrone
- ½ EL Senf
- 100 ml Orangensaft
- 1 Knoblauchzehe
- 20 g Petersilie
- 1 EL Olivenöl
- Salz

Zubereitung:

Schneide den Tofu in ca. 1 cm große Würfel.

Bereite die Marinade vor. Reibe dazu ein wenig Zitronenschale ab und presse 1 EL Zitronensaft aus. Gib Senf und Orangensaft hinzu und verrühre die Zutaten. Schmecke die Mischung mit Salz und Pfeffer ab.

Mische den Tofu mit der Marinade. Stelle ihn anschließend für 2 Stunden zugedeckt in den Kühlschrank.

Wasche in dieser Zeit die Petersilie und hacke die Blätter. Würfle den Knoblauch fein. Putze die Shitakepilze und die Champignons und schneide sie in relativ kleine Stücke.

Brate die Pilze bei starker Hitze, bis das Wasser austritt. Gib nun 1 EL Olivenöl hinzu und gib den Knoblauch dazu. Nimm nun den Tofu aus der Marinade und gib ihn zu den Pilzen. Brate ihn unter gelegentlichem

Rühren bei mittlerer Hitze goldbraun. Gib die Marinade hinzu und mische die Petersilie unter. Schmecke alles mit Salz und Pfeffer ab.

Rezepte mit Fisch

Gedünstetes Pangasius Filet mit Limette und Petersilie

Zutaten:

- 1 Schalotte
- 100 g Fenchel
- 1 Karotte
- 3 EL Gemüsebrühe
- 100 g Pangasius Filet
- 2 Stiele Petersilie
- ½ Limette
- Salz
- Pfeffer

Zubereitung:

Schäle die Schalotte und schneide sie in kleine Würfel. Wasche den Fenchel und die Karotte. Schäle die Karotte und schneide beide Gemüse in Streifen.

Erhitze die Gemüsebrühe in einer Pfanne. Gib die Schalotte, den Fenchel und die Karotte hinzu und dünste sie ca. 3 Minuten. Schmecke das Gemüse mit Salz und Pfeffer ab.

Spüle das Pangasius Filet ab. Trockne es mit Küchenpapier ab und salze es. Lege das Filet auf das Gemüse und dünste es zugedeckt bei kleiner Hitze ca. 10 Minuten.

Wasche in der Zwischenzeit die Petersilie. Zupfe die Blätter ab und hacke sie fein. Presse die halbe Limette aus und beträufle das Pangasius Filet damit. Würze das Filet mit Pfeffer und betreue es mit der Petersilie.

Lachs mit cremiger Avocado-Sauce und Tomaten

Zutaten:

- 1 Lachsfilets (ca. 150 g)
- 150 g Kirschtomaten
- ½ Avocado
- 1 Stiel Koriander
- 1 TL Limettensaft
- 1 EL Olivenöl
- Salz
- Pfeffer

Zubereitung:

Heize den Backofen auf 180 °C vor.

Spüle das Lachsfilet unter kaltem Wasser ab und tupfe es mit Küchenpapier trocken. Würze es mit Salz und Pfeffer.

Lege das Filet in eine Pfanne. Backe es ca. 6-8 Minuten im Backofen.

Wasche in der Zwischenzeit die Tomaten und würfle sie grob. Schäle die Avocado. Halbiere sie, entferne den Kern und schneide sie in Würfe. Wasche den Koriander und hacke die Blätter. Mische die Avocado mit Tomaten, Limettensaft, Koriander und Olivenöl. Schmecke die Mischung mit Salz und Pfeffer ab.

Richte das Lachsfilet mit der Sauce auf einem Teller an.

Rezepte mit Fleisch

Würzige Schweinefilets mit Paprika und Couscous

Zutaten:

- 50 g Couscous
- 150 Gramm Schweinefilet
- 1 TL Speisestärke
- 1 EL Rapsöl
- 150 Gramm Paprika
- 80 Gramm Champignon
- 2 Knoblauchzehen
- 120 Milliliter Rinderbrühe
- 1 Lorbeerblatt
- 0,5 TL getrockneter Salbei
- 2 EL Naturjoghurt
- 1 EL Sojasauce
- Salz
- Pfeffer

Zubereitung:

Bringe Wasser in einem kleinen Topf zum Kochen. Gib den Couscous sowie ein wenig Salz dazu. Lasse den Couscous für ca. 5 Minuten quellen.

Schneide das Schweinefilet in 2-3 große Stücke. Würze es mit Salz und Pfeffer und bestäube es mit Speisestärke. Lasse eine Pfanne heiß werden und gib Rapsöl hinein. Brate das Fleisch von allen Seiten kurz an. Nimm es aus der Pfanne und lege es auf einen Teller.

Würfle die Paprika grob und schneide die Champignons in Scheiben. Hacke den Knoblauch und brate ihn zusammen mit der Paprika und den Champignons in der Pfanne an.

Löse die Rindsbrühe in kochendem Wasser auf und gib sie zusammen mit den Kräutern hinzu. Gare alles zugedeckt für ca. 5 Minuten. Gib das Fleisch nach 3 Minuten zu und gare es die letzten 2 Minuten mit.

Gib das Naturjoghurt und die Sojasauce mit einer Prise Pfeffer zu und verrühre sie mit dem Gemüse und der Brühe. Serviere den Couscous zusammen mit dem Fleisch, dem Gemüse und der Sauce.

Gefüllte Paprika mit Hähnchenfleisch

Zutaten:

- 2 rote Paprikaschoten
- 200 g Hähnchen (Hähnchenbrustfilet)
- 150 g Karotte
- 1 kleine Zwiebel
- 1 Knoblauchzehe
- ½ Packung Mozzarella
- 1 EL Olivenöl
- 1 TL Tomatenmark
- 1 TL italienische Kräuter
- ½ TL Salz
- Pfeffer

Zubereitung:

Schneide die Deckel der Paprikaschoten ab. Entkerne die Paprika und wasche sie. Schneide das Hähnchen in kleine Würfel.

Erhitze das Olivenöl in einer Pfanne. Brate das Hähnchen, bis es gar ist.

Schäle inzwischen die Karotten, die Zwiebel und den Knoblauch und würfle alles klein.

Wenn das Fleisch durch ist, gib die Zwiebel dazu. Brate sie so lange mit, bis sie glasig sind. Gib die Karotten und das Tomatenmark dazu. Füge die Kräuter, Salz und Pfeffer hinzu. Rühre das Ganze um und lasse alles kurz braten.

Schneide in der Zwischenzeit den Mozzarella in kleinere Würfel. Gib ihn hinzu und brate ihn ca. 2 Minuten mit, bis er ein wenig schmilzt.

Fülle die Mischung in die beiden Paprikaschoten. Gib sie in eine Auflaufform und backe sie für ca. 20 Minuten bei 200° C auf mittlerer Schiene.

Snacks

Leichtes Gurken-Melonen-Getränk

Zutaten:

- 1 kleine Salatgurke
- ½ Melone
- 3 Kumquats

Zubereitung:

Wasche die Gurke unter heißem Wasser und putze sie. Halbiere sie der Länge nach und schneide sie in größere Stücke.

Entkerne die Melone. Schneide das Fruchtfleisch in Spalten. Entferne es von der Schale und schneide es in große Würfel.

Wasche die Kumquats unter heißem Wasser und schneide sie in vier Teile. Gib sie zusammen mit der Gurke und der Melone in den Entsafter und gieße sie in ein großes Glas.

Pfirsich-Joghurt-Getränk mit Kokosmilch

Zutaten:

- 1 Pfirsich
- 50 g Joghurt
- 50 ml Kokosmilch
- 100 ml gekühltes Mineralwasser

Zubereitung:

Spüle den Pfirsich ab und entferne die Haut. Halbiere, entsteine ihn und schneide ihn in Würfel.

Gib den gewürfelten Pfirsich zusammen mit Joghurt und Kokosmilch in den Mixer und püriere ihn, bis die Masse cremig ist.

Gib das Getränk in ein Glas und gieße das Mineralwasser dazu. Gib einige Eiswürfel hinzu und trinke es kalt.

Schlusswort

In diesem Buch wurde versucht, das Phänomen des Intervallfastens von verschiedenen Seiten zu beleuchten, um dir einen klaren und umfassenden Überblick über diese Ernährungsweise zu bieten. Du konntest sehen, dass die Geschichte des Intervallfastens bis in die Steinzeit zurückreicht und dass die Ernährungsform in zahlreichen Kulturen praktiziert wird. Daraus ist ersichtlich, dass das Intervallfasten die natürlichste Ernährungsweise ist. Dies deckt sich mit der vielfältigen Forschung an Tieren sowie an Menschen, die nicht nur zahlreiche, sondern auch äußerst verblüffende Effekte des Intervallfastens nachweisen konnte. Der enge Zusammenhang mit dem Schlaf-Wach-Rhythmus und der Darmflora zeigt zudem, warum das Intervallfasten allen anderen Ernährungsweisen und Diäten überlegen ist. Du hast dich vielleicht für das Intervallfasten entschieden, weil du effektiv und gesund abnehmen möchtest. Dabei wirst du aber noch von vielen weiteren gesundheitlichen Vorteilen profitieren, und zwar langfristig. Diese Ernährungsweise bietet nicht nur die Möglichkeit, nach nur wenigen Wochen schon sichtbar abzunehmen, sie gewährleistet auch, dass du nicht wieder zunimmst.

Wenn du bedenkst, dass du dabei auf nichts verzichten musst, gibt es wohl keine bessere Ernährungsweise, die du praktizieren kannst. Da du beim Intervallfasten eigentlich nichts anderes machst als die Abstände zwischen der letzten Mahlzeit des Tages und der ersten Mahlzeit am nächsten Tag zu verlängern, ist diese Ernährungsweise so natürlich wie keine andere. Natürlich ist das Intervallfasten am Anfang etwas schwierig, da sich der Körper wie in anderen Situationen auch umgewöhnen muss. Er passt sich jedoch außerordentlich schnell an die neue Ernährungsform an und wird schon nach kurzer Zeit gestärkt. In der Umgewöhnungsphase können Nebenwirkungen auftreten, die sich jedoch schon bald wieder legen. Dennoch ist das Intervallfasten natürlich nicht für alle geeignet. Du kannst aber bereits im Vornherein abklären, ob diese Ernährungsform etwas für dich ist. Dieses Buch ist durch seine vielfältigen Inhalte nicht nur für Anfänger, sondern auch generell für Interessierte geeignet. Hoffentlich konnte dir dieses Buch dabei helfen, die richtige Methode für dich zu finden. Ob du dich für die 16:8 oder die 5:2-Methode entschieden hast, du kannst zwischen vielfältigen und einfachen Rezepten wählen und deinen Tages- beziehungsweise Wochenplan individuell so zusammenstellen, dass du jede Mahlzeit genießen kannst. Diese Speisen sind nicht nur ausgewogen und gesund, die Zutaten sind auch günstig und in jedem Supermarkt erhältlich, sodass du keinen zusätzlichen Aufwand betreiben musst und zudem viel Geld sparst.

Kurze Worte vom Autor

Unser Ziel ist es, möglichst vielen Menschen zu helfen. Und das mit kurzen, knackigen und leicht verständlichen Texten zu günstigen Preisen für JEDERMANN / FRAU. Wir wollen keine teuren Bücher anbieten, die 400 Seiten haben und die sich nicht jeder leisten kann.

Natürlich können wir in einem derart preiswerten und daher kürzeren Buch nicht jeden noch so kleinen Punkt aufgreifen. Dennoch versuchen wir alles kompakt und ganzheitlich zu erklären um den besten Mehrwert für unsere Leser zu schaffen. Sollten wir Dir auch nur ein bisschen geholfen haben mit diesem Text, würde uns das sehr freuen!

Schaue auch gerne auf unserer Autorenseite vorbei! Wir freuen uns auf ein Wiedersehen.

FOOD & HEALTH
institute

Kontakt: Patrick Ziegler/ Flurstraße 33/ 71522 Backnang
Covergestaltung: Germancreative
Coverfoto: depositphotos

Disclaimer:
Die Inhalte dieses Buches wurden mit größtmöglicher Sorgfalt erstellt. Der Anbieter übernimmt jedoch keine Gewähr für die Richtigkeit, Vollständigkeit und Aktualität der bereitgestellten Inhalte. Es besteht die Möglichkeit des Gesamtverlustes des eingesetzten Kapitals. Die Nutzung der Inhalte des Buches erfolgt auf eigene Gefahr des Nutzers.

42152565R00058

Printed in Poland
by Amazon Fulfillment
Poland Sp. z o.o., Wrocław